健康法で死なないための42のカルテ

川嶋　朗

水王舎

プロローグ

「○○をすれば長生きできる」「○○を食べれば必ずやせる」「○○があらゆる病気の原因だ」などなど、世間には、これさえやっておけば健康は維持できる！と声高に謳う健康法が、星の数ほど溢れています。

それぞれに一応の理論や科学的データ、臨床例などが語られており、見聞きする限りは、どれも素晴らしい健康法に思えてきます。

もし仮に究極の健康法があれば、新たな健康法が次々と生み出される余地などないはずなのに、なぜだか私たちは特定の健康法を盲信してしまいがちです。

当然のことですが、私たちは一人ひとり異なる体質を持ち、日によって体調が変わります。年齢によってできること、できないことの差も増えていきます。

健康法にしても同様で、人によって合う、合わないものがあり、自身の体質、体調、年齢を十分に考慮した上で試さなければなりません。いかなる健康法であっても、ブームに乗じて安易に実践すれば、逆に健康を害する要因になることは往々にしてあるのです。

たとえば、「冷たい水を浴びて身体の熱をつくる」という健康法。これを体力の弱っている人が実践したらどうなるか？　身体が冷え切って死に至る可能性も十分あります。「1日1食」や「3日食べない」などという健康法も人気ですが、場合によっては、ある種の拒食症になって栄養失調を引き起こしかねません。

数多《あまた》の健康法や健康本が跋扈《ばっこ》する現代にあって、真に求められているものは、受け手側、つまり患者側の「リテラシー」です。

話題になっている健康法の内容をよく吟味し、今の自分に必要なものかどうか見極める判断材料を持っておく。

また、高額な治療法を勧められたときに、それが本当に意味のあるものかどうか冷静に見極められる知識を備えておく。

こうした情報を引き出し活用する能力であるリテラシーを身につけることで、真の意味で「自分の健康は自分で守る」という主体性が生まれるのです。

本書では、こうした意図のもと、代表的な健康法や治療法を取り上げて、個別に検証することにしました。

「運動・体操」「食生活」「サプリメント」「ダイエット」と章を分けて、おそらくみなさんもよくご存じの健康法を診断しています。最終章では、「医療」に関する昨今の問題提起に応答しました。

読者のみなさんにご理解いただきたいのは、本書は近年量産されている「健康法」や「医療」を断罪する類の本と、方向性を根本的に異にするという点です。「○○健康法だからダメ」「△△医療だからダメ」という前提に立った主張は極論に転じやすく、そして極論は常に盲信を引き起こします。ですから本書では、よいものはよいと率直に認めていますし、両論併記しながら検証しているものもあります。

冒頭で記した「冷水浴」や「1日1食」も然りですが、健康法というものは、ある人にとって有益に作用しても、別の人にとって健康を損なう原因になる場合が多々あります。つまり健康法には概ねメリットとデメリットが含まれており、まさに患者のリテラシーの有無によって、どちらにも転んでしまうのです。

それぞれの健康法の真偽をつかみ、みなさんの健康や医療に対するリテラシーをグンと上げるきっかけにしてもらいたい――。これこそが、本書を執筆した最大の理由です。

川嶋　朗

健康法で死なないための42のカルテ

目次

Chapter 2　食生活で健康を害さないためのカルテ13

Chapter 3　サプリメントでバカを見ないためのカルテ6

Chapter 1

運動・体操で具合を悪くしないためのカルテ11

カルテ1

ふくらはぎをもみ続けるだけで長生きできるんですか？

万能な健康法なんて絶対にない

　ふくらはぎをもむという健康法が、近年、大きな話題を集めています。ふくらはぎをもむだけで、高血圧も糖尿病も腰痛もアトピーもガンもすべて遠ざけるという万能セルフケアとして紹介されましたが、危険な極論の典型的な例です。

　ふくらはぎをもむこと自体は、決して間違った健康法ではありません。

　血液は心臓のポンプ作用によって動脈から全身に行き渡り、帰りは静脈を通じて足先から心臓に戻ります。その際、心臓の代わりに、ふくらはぎの筋肉がポンプ作用を担うので、筋肉の少ない人は血液の循環が悪くなる。だから自分の手でもんであげて、半ば強引に血液を心臓に送り返してあげるというわけです。血液循環をよくするという意味では、理に適った健康法だと言えます。

　どのような病気であっても、良好な血液循環を保つことは大切です。ふくらはぎ健康法にしても、血流促進に事実役立つかもしれない。とはいえ「ふくらはぎをもめば万事うまく行く」という根本的な勘違いも生まれているように思います。

じつを言うと以前、「ふくらはぎ健康法が高血圧の改善によい」というテーマで取材依頼をされたのですが、私は即座に断りました。

ふくらはぎ健康法で血液の巡りがよくなって、血圧が上がらないようになるという可能性は考えられるでしょう。とはいえ、きちんとしたエビデンスが確認されているものではなく、巷《ちまた》に流布された健康法の一つにすぎません。ふくらはぎ健康法に頼るあまり、降圧剤の服用を止めてしまって脳卒中などを起こしてしまうことも、もう一つの可能性として十分にあり得るからです。

「これだけやっていればいい」という極論を主張する本の危険性は、ここにあります。

私たち人間はいろいろな要素を持って生きているわけですから、ふくらはぎをもんでいても血液が汚れるような食事をしていたら何の意味もありません。特定の健康法ですべてを補うことは不可能である、ということをまずは理解すべきです。

もむよりも筋力をつけろ

冒頭でふくらはぎの作用について簡単に触れましたが、ふくらはぎ健康法で誤解を生みそうな点は、そもそも順序が逆だ、ということです。ふくらはぎをもむ以前に、ふくらはぎに十分な筋力があれば、わざわざもむ必要などはありません。ウォーキングなどの身近な運動を行うだけでも、ふくらはぎに筋肉はつきます。こうした体質改善が大前提であって、ふくらはぎをもむというケアは次の手です。

何らかの理由で運動ができない、または禁止されている人がもむという行為に頼るのであればわかりますが、そうでなければブームに踊らされるよりもまず、簡単な運動で体質を変えていく方が得策です。

また、ふくらはぎ健康法では、病気によってふくらはぎが温かいとか冷たいとか、硬いとか柔らかいなどと区分しています。この区分に医学的な根拠はまったくなく、単なる臨床経験から導き出されたもののようです。私は決してエビデンスを絶対視する立場ではありませんが、それにしても不明瞭。こじつけと言われても仕方ありません。

「十分条件」が満たされて健康になる

ふくらはぎ健康法に限りませんが、世に出ているセルフケアのほとんどは「必要条件」であって「十分条件」ではありません。

血液循環をよくするという点では、健康上の一つの条件を満たしていますが、体質自体を改善するほど効果的なケアではありませんから、健康上の十分な条件は満たしていません。体質を土台から変えていくには、運動、食事、睡眠など、生活習慣全般を大局的に見直すことが不可欠です。それを怠って特定の健康法に依存することは、むしろ不健康につながります。

先ほどの降圧剤の話ではありませんが、安易に薬を止めてしまえば、重篤な病気の原因になりかねないからです。長生きしたいと思って始めても、死を招く危険すらあるわけです。

とはいえ、こうしてある健康法が話題になると、必ず「効果なんかない」と語る反対論者が出てきます。実際のところ、私はそちらにも賛同できません。

血液が心臓に上手く戻らなければむくみますし、血液循環も悪くなり、身体にとってよいことは一つもありません。加えて患者を診ていると、血流が悪いため生活習慣をいかに整えようとも体質が変わらないケースが事実あります。そう考えた場合、必要条件にすらならない明らかなウソや間違いも多数ある健康法の中で、ふくらはぎをもむことは少なくとも健康の必要条件を満たしています。

ふくらはぎをもんでも長生きの秘訣にこそなりませんが、実践して損があるわけではない。その意味で、比較的ポジティブに受け止めてよい健康法です。

健康の必要条件は満たしているが、依存は禁物

カルテ2

ねこ背は一瞬で治るのですか？
また、ねこ背を正せば
病気は治りますか？

生活環境の変化でねこ背が急増

正しい姿勢をキープすることは、心身の健康において大変重要です。実際、患者にも姿勢矯正のボディワークを勧めて、成果を挙げています。

正しい姿勢とは、上半身がゆるやかなS字カーブを描きながら、重心線が身体の中心を通っており、背筋がピンと伸びている状態を指します。

逆に正しくない姿勢とは、一言で言えばねこ背です。スマートフォンやパソコンの普及によって無意識に前屈《かが》みでいる時間が増えてしまい、ひと昔前と比べても、ねこ背の人が格段に増えました。生活環境の変化で運動不足になったり、歩く機会が減ったことで、筋力が低下して正しい姿勢を保持できなくなっていると主張する専門家も少なからずいます。

日常、私たちは重力を受けながら生活しています。正しい姿勢であれば、直立に近い状態なので重力のかかる表面積は狭くてすみますが、ねこ背の場合、前屈みになっているので、必然的に重力のかかる表面積が広くなってしまい、より重力の影響を受けやすくなるのです。こうした状態が続くと、姿勢を支える首の筋肉に負担がかかり、首周辺の筋肉が硬直します。その結果、脳への血流が不十分になり、それが全身に派生して痛みや病気の要因になるのです。

ねこ背が一瞬で治るわけがない

加齢によらずねこ背になる根本的な原因は、筋肉を覆う膜（筋膜）の拘縮です。筋膜は全身につながっているので、ある部分の筋膜が拘縮すると、それに連動して全身の筋膜まで柔軟性を失う可能性があり、ねこ背の悪化につながります。ねこ背の患者に筋膜を伸展させるボディワークを勧めると、少しずつ正しい姿勢に戻っていきます。

ねこ背が解消されれば、血流も自然とよくなるので、痛みから解放されたり、体温上昇によって免疫力が高まって、病気の予防・改善にも役立ちます。脳にも十分な血液が届くようになるので、メンタル面とかかわりの深い脳の神経伝達物質が生成されます。正しい姿勢をつくることと維持することは、心身両面によい影響を与えてくれるのです。

ただし、「ねこ背がすぐ治る！」などと主張する専門家の施術や方法論には注意しましょう。ねこ背は慢性的な前傾姿勢が原因である以上、その矯正にも時間がかかります。その場だとか一瞬だとかは明らかに大げさですし、土台無理な話です。器質的な問題ではなく、何となく前屈みになっていた人がシュッと立ち上がった程度のことにしかなりません。

正しい姿勢に戻すためには、少なくとも数カ月を要します。地道な努力が必要ですが、ねこ背の人には、ぜひ実践してもらいたいと思います。

一瞬では治らないが、ねこ背は心身の健康を阻害する。正しい姿勢に必ず治すべき

カルテ3

目は本当に1分でよくなりますか？

疲れ目程度なら取れるかもしれないが……

目は1分でよくなると宣言した本が、２０１４年に大きな話題を集めました。「よくなる」の定義がかなり曖昧ですが、目の周辺のツボを指圧すると、１分ではは厳しいにしても、疲れ目が取れたり、視界が明るくなることは確かにあります。ツボにうまくはまらないと効果は出ませんが、この程度ならば十分に可能です。

そもそもセルフケアでよくなる症状とならない症状が存在します。たとえば近視や老眼は、眼筋を鍛えるトレーニングである程度は改善させることができます。もちろん1分では到底無理ですが、１日数分をコンスタントに努力して続ければ、視力回復も可能でしょう。眼筋トレーニングはメカニズムもしっかりとしたストレッチと言えます。

ただし、セルフケアで白内障や緑内障までよくなることはありません。白内障による水晶体の濁りを取ったり、緑内障による視野欠損を自分で回復させることは、理論的には可能だとしても、現実にはどうにかできるとは考えられません。ましてや加齢黄斑変性症や網膜色素変性症など、視力を失ってしまう危険性がある重篤な症状の場合、セルフケアは完全に無意味です。

例外的な体験を一般化するな

あらゆる目の症状がセルフケアでよくなるといった主張は、どのような根拠に基づいているのでしょうか。

目の血流が悪くなり、酸素不足になれば、目にとってよいことはありません。私のお勧めは、目に蒸しタオルをのせることです。外眼筋という筋肉の多くは、動眼神経に支配されています。さらに、この動眼神経はリラックス時に働く副交感神経でもあります。このため、この神経を温めてあげると、血管が拡張して目の血流がよくなったり、目の疲れを取ることができます。

とはいえ、血流がよくなって目に酸素が十分行き渡っても、すでに起こっている症状は改善されません。マイナスの状態をゼロに戻しただけのことです。セルフケアで奇跡的によくなった数少ない症例があるのかもしれませんが、それは例外中の例外のことです。

もし仮に、眼科治療をすべてやめてセルフケアに挑戦してみよう、と考える人がいて、症状が悪化したり、失明してしまった場合、一体誰が責任を取るのでしょうか。私たちは、わずかな例外を一般化させることの危険性を理解すべきです。

目は1分でよくなりません。ましてセルフケアでよくなる症状はとても限られています。目の病気で悩んでいる人は、眼科の治療をしっかりと受けてください。

目の病気は、セルフケアで絶対治らないものだってある

カルテ4

いろんな入浴法がありますが、お医者さまとしては、どれがおススメですか？

半身浴は血流促進などしない

健康のため、または美容のためとして、すでに定番になっていたり、一時的に注目を集めるいろいろな入浴法が巷には存在します。

中でも特に広く認知されており、実際に試されている人も多いのが、半身浴です。「少しぬるめのお湯に下半身だけ長時間つかることで、全身浴よりも身体がよく温まる」と言われています。

しかしながら、これはまったくのウソです。何ひとつ医学的な根拠はありません。実際、「なぜ身体にいいんですか？」と尋ねたとしても、多くの専門家は答えられないのではないかと思います。

半身浴と全身浴の大きな違いは、身体にかかる水圧です。言うまでもなく、全身でつかる方が、より多く水圧を受けます。水圧を受けるということは、要するに血管が圧迫されるわけですから、心臓に戻る血液の量が自然と増えます。ということは、心臓から出る血液も当然増えるので、血流はよくなるはずです。半身浴の場合、水圧を半分しか受けないので、もちろん、血流は大してよくならない。ですから半身浴の方が全身浴よりも温まることなど、あり得ません。

半身浴を推奨する人は「寒い時期は、上に何か羽織って半身浴をしましょう」などと言いますが、その行為に何の意味があるのでしょうか。全身でつかった方が断然、効率的に決まっています。

冷え症なら最初から冷水なんて浴びるな

あくまでも半身浴は心臓に戻る血液を増やすことなく、心臓の負担を減らす入浴法。運動も控えた方がよい心不全や心筋梗塞の心配がある人に勧めるべきであり、心臓の大病を患っているわけではない人が、わざわざ行う必要など一切ありません。身体の冷えを取るという目的で実践されているとすれば、ほとんど無意味。今すぐ全身浴に戻してください。

加えて最近、お風呂を出るときに冷水シャワーを浴びる健康法も、メディアで頻繁に紹介されています。実際、温かいお湯と冷たいお湯に交互につかる「温冷浴」という方法は、昔から身体によいと言われてきました。

ここにも多くの問題が潜んでいます。「冷たい水をかぶる刺激によって、体内で自ら熱をつくる」というのが冷水シャワーのメリットですが、熱をつくり出すだけの体力を持っている人ならばよいでしょう。

しかしながら、すでに体力が落ちている人、身体が慢性的に冷えている人が試したら、どうなるか。身体が極度に冷え切って、死に至る可能性すらあります。冷水を浴びるから身体が強くなるわけではありません。これはすでに一定以上の体力を持っている人が、より体質を強化したいときにやるべき健康法なのです。まるで「万人共通によい」と喧伝されていますが、あまりにも危険性が高すぎると言わざるを得ません。

「熱いお湯に短時間」を考える

半身浴や冷水シャワーと違って、熱いお湯に短時間つかる方法も一時期、とても話題になりました。ヒートショックプロテイン（ＨＳＰ）という傷ついた細胞を修復したり、不要な細胞を処理したりするタンパク質があって、その産生量を増やすための入浴法です。「ＨＳＰが病気を治す鍵」のように語られましたから、ご存じの人もいらっしゃるでしょう。実際、研究データも発表されています。

しかしながら、一方では、こんなデータもあるのです。

42℃のお湯に5分つかった場合と、40℃のお湯に20分つかった場合、後者の方が多量にＨＳＰがつくられるとわかったのです。つまり、熱いお湯に短時間つかって産生させようとした方が、産生量は少ないわけですから、むしろ非効率。加えて、そもそも高温のお湯につかると、細胞がダメージを受けてしまうことも十分考えられるのです。

もちろん前者のデータも無意味ではありません。「熱いお湯に短時間」を推奨している研究者は、その方法がうまく機能した例をデータ化したのでしょう。

問題は、そのデータがメディアで発表された結果、それを絶対的に信奉してしまう人が少なくないこと。どちらが真に効率的なのかということを、しっかりと見極める必要が本当はあるはずなのです。健康的な入浴法一つとっても、マニュアルなどありません。日本人はとかくマニュアルを欲しがりますが、いちばん大事なことは、本人の状態や体調、今、自分がどういう状態なのかを知ることです。

運動でも、ある人にとっての回数が、このくらい心拍数になるという目安にはなりますが、それも人によって個人差があります。だから、水の「温度」に縛られることなく、自分が心地よく温まることを意識してください。

半身浴は根拠なし。冷水シャワーは死の危険すらある

カルテ5

口呼吸を鼻呼吸に変えると病気がほとんど治ると聞いたのですが本当ですか？

病気を退ける十分条件にはならない

あらゆる病気に対して言えることですが、ある特定の生活習慣が原因で起こった病気を治すために、その生活習慣を正すことには意味があります。

これは呼吸法も同様です。

呼吸は自律神経と深くかかわっています。交感神経は息を吸うときに、副交感神経は息を吐くときに働きます。意識して呼吸を切り替えれば、自律神経のバランスを調整することができます。

東洋医学の世界でも呼吸は大変重視されており、中医学では、気（生命活動を担うエネルギー）は呼吸によって体内に取り込まれると考えられています。約5000年の歴史を持つインドの伝統医学のアーユルヴェーダでも、体内に蓄積した毒素は呼吸によって排出されると言われています。

身近な例で恐縮ですが、私の義妹は日頃から口呼吸になっているので、ラーメンをすれません。その姿を目の前で見たときは、いささかビックリしてしまいました。しかも口呼吸をしていることに、彼女は無自覚なのです。

当然ですが、気道は呼吸のためにあり、口腔、咽頭、食道は食物を胃に運ぶためにあります。人間の身体は本来そのようにできているので、口呼吸は確かに異常と言える状態です。

鼻の中には「鼻毛」「鼻甲介」「扁桃」と三つのバリア機能があって、外部のゴミやウイルスなどを遮断しています。口はそのようなバリアを持っていないので、口で呼吸すると、それらがダイレクトに体内に入ってきてしまいます。

口腔疾患の原因になる

その意味で鼻呼吸法を身につけることは、健康に悪影響を及ぼす要因の一つを取り除く、という点においては有効だと言えます。しかし、それが病気を退ける

「十分条件」になるかと言えば、正直疑問です。

口呼吸を万病の原因のように言う医師や研究者が一部にいますが、あらゆるタイプの患者を日々診ている私の経験上、呼吸が「根本的な原因」で病気を発症している人など、ほぼ皆無です。

口呼吸の弊害を叫ぶ専門家には、歯科医が多いのですが、彼らは歯周病などの要因の一つとして口呼吸をよく挙げます。口呼吸によって口腔内が乾いてしまい、プラーク（汚れ）が溜まりやすくなるので、その点は理解できます。

歯科の領域以外にも、酸素が十分に取り込めないことで起こる低酸素血症なども、口呼吸が原因の一つとされています。口呼吸の人は食事中に呼吸がうまくできないため、低酸素血症になる可能性があるというのがその理由です。上手に口呼吸から鼻呼吸に切り替えられれば、そうした症状も自然と治っていくのでしょう。

しかしながら、それはあくまでも特定の専門領域の話であって、あらゆる病気の原因を口呼吸と結びつけるのは、明らかに「言いすぎ」です。

患者の体験例はエビデンスにならない

生活習慣病からリウマチ、アトピーなどの難病まで、口呼吸を鼻呼吸に矯正すればすべてよくなるなどという主張は、本末転倒そのものです。そう主張する医師たちの言葉を正確に言い換えるなら、「それらの病気を発症したうちのごく一部の人は、たまたま口呼吸が原因だった」とするべきでしょう。

こうした口呼吸の話に限りませんが、患者の体験例を、自らの主義主張の補足材料として利用するパターンをよく見かけます。

個別の体験例はあくまでも結果論であって、エビデンスにはなり得ません。それはつまり、偶然その人の病気の原因が口呼吸だった、というだけのことです。本当に口呼吸であらゆる病気がよくなるのならば、とうに世の中から病気はなくなっているはずです。しかし、私のもとには毎日、ガンや生活習慣病、難病の患者が来られます。きちんと鼻呼吸ができているにもかかわらず、です。これは一体なぜなのでしょうか。

繰り返しますが、呼吸は私たちの健康を担う大事な活動です。しかも呼吸というのは、病気を引き起こす要因の中で唯一無意識に行うもの。ですから、「呼吸を意識する」ことは私も大いにお勧めします。鼻から吸うことを意識して、吐く息は鼻からでも口からでも構いません。これを実践すれば、口腔疾患や低酸素血症の予防や改善につながる可能性はあります。加えて、風邪やインフルエンザなど空気中のウイルスによって発症する病気も、予防できることが期待できるでしょう。病気の原因は様々であり、そして複雑です。原因のうちの「一つ」を取り除くという点では、有用な健康法であると思います。

✖「口呼吸が万病の原因」というほどの悪影響はない

カルテ6

足裏をもむだけで病気って治っちゃうんですか?

足裏は、もめば脳の一部が活性化する

「足の裏をもんで健康になろう、病気をよくしよう」という考え方が昨今話題を集めています。足の裏の反射区と呼ばれるゾーンが、各臓器や器官に対応していて、そこを刺激することで弱っている各部位の働きを活性化させる治療法です。

エビデンスに欠けることを承知で言えば、足裏と脳は確かに何らかの関連があると思います。実際、足裏をもむと臓器に対応した脳の一部が活性化するというデータは存在します。おそらく足裏のゾーンを通じて脳が反応し、対応する臓器や器官に血液や栄養が送られ、その結果、病気の改善につながるのではないかと考えています。

昨今、「足もみ＝リラックス」というような認識も強いですが、きちんとゾーンを捉える技術に長《た》けた施術者であれば、病気の治療にも活用できます。それ以前に、足裏をもむと、足裏から足全体にかけてむくみが取れるので、血液やリン

パの流れをよくするという意味でも健康の後押しになるでしょう。

私と一緒に仕事をしている足もみの施術者は、ある種の「ゴッドハンド」を持っています。足裏を見たり指圧するだけで、その人の不調が判断できるのです。それだけでなく、心の問題まで見通してしまうことすらある。私はそのような技術を一切持っていませんし、オカルティックと言われれば否定できませんが、患者の不調が取り除かれる瞬間を目の当たりにしていることもまた、事実です。

一人ひとりの体質を見極めた施術が必要

とはいえ、足もみを万能な治療法と言い切ることもできません。なぜならば、施術者の信条や技術レベルによって、効果の差が大きく変わるからです。

たとえば足もみでよく言われるのが、強い刺激が必要か、逆に優しい刺激にすべきか、という相反する主張です。

たまにテレビ番組で芸能人に足もみをして、痛がらせて視聴者の笑いを誘う企画がありますが、あんなものは、足もみの本質でも何でもない。単に足もみのイメージを画一化させるだけで、害悪でしかありません。

また、プロの施術者は往々にして、自分が試してうまくいったパターンに拘泥しがちです。その人がどのようなタイプか見極めることなく、自己流の施術に落とし込んでいく場合がほとんどです。そうなると、ある人にとっては効果的な治療でも、別の人にとってみればリラックスやむくみ取り程度の作用しかない、という結果につながります。

一人ひとりの体質や体調をきちんと見ながら、どの方法がよいのか判断する、それができる人こそ本物の施術者です。そうした人に出会えたならば、足もみは病気をよくする治療法として、大いに有用な療法だと思います。

本物の施術者と出会えれば、病気の治療に役立つ

カルテ7

身体から冷えを取りさえすれば どんな病気も 消えてしまいますか？

「根本的」な必要条件

そもそも、なぜ身体を冷やすとよくないのでしょうか。たとえば冷蔵庫の中に肉を入れておきます。すると、脂肪が少しずつ白く固まっていきます。私たち人間も動物ですから、体内の脂肪にも冷蔵庫の肉と同様のことが起こります。血液の温度が下がると、脂肪が固まって、俗に言う「血液ドロドロ」の状態になるのです。これを専門的には「血液粘度が上がる」と言います。

血液がドロドロに汚れてしまうと、酸素や栄養素が全身にうまく運搬されなくなるだけでなく、老廃物なども排出しにくくなります。要するに、必要なものが全身に行き渡らず、不要なものが溜まっていくという悪循環に陥ります。

ですから、冷えを取ることは健康の必要条件です。しかし、冷えを取れば何でも病気が治るかというと、そうはいきません。ガンのことを考えても、身体の冷えが取れたところで、ガンを引き起こすような食材ばかり摂っていたら、元も子もないからです。

とはいえ、冷えを取れば血液粘度が下がり、キレイな血液になって前述した悪循環を断ち切れることは紛れもない事実。腰痛やひざ痛など、痛みに関しては顕著に効果が現れます。その意味で、より「根本的」な必要条件と私は考えています。

冷え取りといってもじつは単純で、誰でもすぐにできることばかりです。

まず身体の内側から、つまり食べ物のことから考えると人工的に冷やされたものは摂取を控える。それでも変化がなければ体温より高いものを積極的に摂る。食べ物は噛めば噛むほど熱が産生されるので、咀嚼を意識することも大切です。

次に身体の外側から考える場合、下半身の方が心臓から遠いので、衣服は下を厚くし、上を薄くするようなバランスを心がける。その際、衣服で身体を締めつけすぎると血行が悪くなるので注意し、さらに動脈が皮膚の表面を走っている手首や足首の露出をなるべく避けることです。

さらに、自律神経のメリハリをつけるとそれだけで冷えが改善されるので、早寝早起きもお勧めです。また熱をつくるのは筋肉なので、お腹や腰周りなど筋肉の多いところをカイロなどで温めると、効率よく冷えが解消されます。

逆効果の冷え取り法に注意

冷え取り対策はいろいろと発表されていますが、自分の体調とよく相談しなければ、逆効果になることもきちんと認識しなければなりません。

私は冷えについて長年研究しており、頻繁に講演を行っています。そのときよく質問されるのが、「私は温冷浴をやったら体調がよくなったけれど、先生はどうして温めることしか言わないのですか」ということです。

入浴法のところで詳しく述べていますが（29ページ参照）、温冷浴は水を浴びても熱をつくるだけの十分な体力を持っている人だからできること。そう考えると、健康法というのは、本来は体力の弱い人に向けて伝えるべきなのです。体力が十分残っている人に合わせてつくられた健康法を、体力の弱い人が実践したら危険極まりない。就寝前に、足に水をかけて寝ると身体がポカポカするという説を主張する専門家もいますが、身体が元々冷え切っている人にとってはこれは有害にしかなりません。寒さのあまり、眠れなくなってしまう人も現実にたくさんいるのです。

日本人は依存心が強くてマニュアルが大好きなので（だから特定の健康法に飛びついてしまうのでしょう）、ある冷え取り法を講演でお伝えすると、「何回やればいいんですか？」とすぐ聞かれます。

人の体質・体調には個人差がありますから、5回やったら身体が温まる人もいれば、10回やらなければならない人もいる。つまり千差万別なのです。だから、私は必ず「自分で自分の身体と相談してください」とお答えしています。

というのも、患者自身のリテラシーを上げることが、本当の意味で健康につながると考えるからです。

冷え性のタイプを知ろう

近年、自分の冷えに自覚がない「隠れ冷え性」の人が増えています。身体の表面は温かいのに、深部が冷えているパターンです。その他にも、手足が温かいのに、お腹が冷えている人もいます。こうしたタイプの場合、自律神経のバランスが極度に乱れているので、ちょっとした冷え取り対策でどうにかなるものではありません。まず、自律神経を整えるための治療が必要です。

冷えといっても個人差があり、身体を温める方法も様々です。「冷え取り」という言葉だけに惑わされず、自分に必要な方法を選択するよう心がけてください。

冷え取りは重要な健康管理法と言える。ただし自分に合った方法を

カルテ8

不調を消すには骨盤の歪みを正せばいいのですか?

呼吸のたびに骨盤が動く？

「骨盤の位置を調整して痛みを取る、身体の不調を改善する」とよく聞きます。

結論から言うと、骨盤は歪みません。仮に少しだけ歪むとしても、それが痛みや不調を引き起こす原因になるとは到底考えられません。そもそも、人による施術の力程度で、強固な靭帯で固定されている骨盤を動かせるはずがないのです。

よく整体師さんが「呼吸のたびに骨盤が動く」と言いますが、そんなことはあり得ません。本当に動くのだとしたら、ＭＲＩでも何でもよいので、調べて結果を見せてほしい。もし動いている証拠を目の前に突きつけられたら、意見を修正します。とはいえ、数ミリ単位で動いたとしても「だから、何？」と思うだけです。身体には何ら悪影響はありません。とりわけ女性の場合、産後に骨盤が歪んでしまい、それを放置しておくと後々痛みや不調が現れると言います。加えて骨盤が開いて内臓が落ち込み内臓下垂になっているという主張も見受けられます。

本当に骨盤が開いて内臓が下垂するのか？　バリウム検査をすれば一発でわかるので、証拠を提示してほしいものです。そして、施術でズレを矯正して元の位置に戻した証拠も、併せて見せてもらいたいと私は思います。きちんと調べることもなく、この辺りをはぐらかし、骨盤、骨盤と力説する施術者が跡を絶ちませんが、ナンセンスの極みです。

人の手では数ミリすら動かない

もっとはっきり言ってしまえば、彼らの主張は明らかに「ウソ」でしょう。骨盤調整で体調がよくなったとしたら、単なるプラセボ（偽薬）効果です。あるいは、施術すれば血流を上げる程度のマッサージ効果はあるので、それによって体調の変化が現れるのかもしれません。

女性に限って言うと、唯一、子宮のみが骨盤と靭帯でくっついています。そのため、骨盤が動くと子宮の血流に影響があるのではないか、という説があります。もしかすると、骨盤の開閉と子宮に限れば何らかの関連を考えることはできますが、説として言われているだけで特に証拠もないのが事実です。

「骨盤矯正」を謳っている治療院などには、私は違和感どころか、疑問しか感じません。数ミリ単位で歪みを矯正したところで身体には影響が出ませんし、根本的にミリ単位ですら動かせないわけですから無意味でしょう。

近年、「つけるだけ、寝るだけ」で骨盤が矯正できるという付録つきの雑誌も大人気ですが、そんな現象は起きません。ベルトのようなもので締めつけて矯正する、という方法もあるようですが、締めつけすぎて血行が悪くなり、矯正どころか逆に身体にとって悪影響を及ぼすとさえ思えます。

「骨盤が歪む」は明らかなウソ。「骨盤矯正」などナンセンスそのもの

カルテ9

セックスは長生きの秘訣なのですか？

鶏が先か卵が先か

セックスが長生きの秘訣だという主張をたびたび見かけます。セックスを行うと、免疫力を高めるグロブリンAという物質が増えるというデータがあったり、セックスを日常的に行っている人とそうでない人を比較したところ、前者の方が二倍長生きできるという研究結果が発表されています。性的な興奮が脳を活性化させる、というデータもわずかながら発表されています。

とはいえ、これらは結局、「鶏が先か卵が先か」と同じです。セックスをしているから長生きできるとも言えるし、もともと長生きできる健康的な人だから高齢になってもセックスを続けられる、とも言えるわけです。ボケないからセックスができる状態なのであって、セックスしたらボケがよくなるという事例は聞いたことがありません。

よく週刊誌や健康雑誌などが性の特集を組んで、このトピックを煽ったりしますが、60代、70代になっても長生きのためにセックスすべきだという不明瞭な幻想に囚われるよりも、性欲には個人差がある以上、「したいか、したくないか」という感覚を大事にする方がよっぽど健全だと思います。たとえば理由は様々だとしても、「したいけどできない」という人にとっては、それだけで大きなストレスになります。

性的な問題に限らず、自分の欲求が満たされないためにストレスが蓄積して病気をつくる、ということはあるので、むしろそちらの状況を改善する方策を見つけるべきでしょう。

セックスは激しい運動量をともなう

セックスは激しい運動です。セックスの最中および、行為後に突然死してしまう「性交死」は現実に起こります。高血圧の人がセックスによって血圧が上がりすぎて脳出血を起こしたり、心臓疾患の人の心拍数が上がりすぎて心停止になったりします。男性に関して言えば、射精1回で100m走を数回行っただけの運動量とも言われています。若い時分であればともかく、ある程度年齢を重ねると、過度の運動はむしろ身体にとって負担です。運動のしすぎは体内で活性酸素を生み出して、老化を促進する危険性もあります。

ジョギングの提唱者であるアメリカ人のジム・フィックスは、ジョギング中、52歳の若さで心筋梗塞によって突然死しました。ジョギングはお金のかからない運動法として、一定の効果が見込めますが、自分の体調や体質を考慮せず無理に行えば、悪影響にしかならないことを示す例だと思います。

セックスも同様です。個人差があるという前提に立たず、さも「生涯現役」が理想のように喧伝されている現状には、大きな危険を感じます。

「生涯現役」の理想視はとても危険。重篤な症状を招く恐れも

カルテ10

睡眠時間と長寿に関係はありますか？

✚ 7時間がベストとよく言うが……

過去に行われた大規模調査によると、最も死亡率が低い睡眠時間は約7時間（6・4～7・4時間）とわかっています。また同調査の結果、4時間以下（4・4時間以下）の睡眠時間だと死亡率は男性で1・62倍、女性で1・60倍高く、逆に10時間以上（9・5時間以上）では男性で1・73倍、女性で1・92倍高いという分析も発表されました。この調査結果を率直に受け止めれば、基本的に7時間睡眠を毎日継続すれば長生きにつながると言えます。

とはいえ、あくまでも7時間というのは、多くのデータを取って逆行して見た場合、その程度がよいだろうという暫定的な結論です。また、睡眠の深さが異なるレム睡眠、ノンレム睡眠のサイクルは90分ごとに繰り返すという説もあり、それが正しければ6時間とか7時間半に区切られるはずです。

そう考えると、6時間、7時間、8時間でそれほど違いがあるとは思えません。

その程度の時間差であれば、長寿とは直接関連しないのでしょう。

もちろん極端な睡眠不足や睡眠過多は、身体にとって大きな負担になります。睡眠不足がよくないのは、脳が休まらないからです。睡眠は身体だけでなく、脳を休息させるために欠かせません。

また、睡眠不足だと内分泌機能も低下させてしまうので、ホルモンに関連する病気の原因をつくり出してしまいます。

逆に寝すぎの場合はメリハリがなくなるので、自律神経に乱れが生じます。

血管を例に挙げて説明しましょう。

自律神経には交感神経と副交感神経がありますが、基本的に活動時は前者が優位になっており、血管は収縮します。睡眠中は後者が優位になるので、血管は拡張します。どちらかの状態のままでは不健全であり、収縮したり、拡張したりを繰り返すことで血管は正常に働くことができるというわけです。

このことからも、睡眠時間の極端な偏りが、身体に悪いことは明白です。

体内時計とホルモン分泌

もし睡眠と健康について考えるならば、1時間程度の睡眠時間の差を云々するよりも、「朝ちゃんと起きて夜は眠る」という規則正しい体内時計を維持することの方がよほど重要だと思います。体内時計は、メラトニンというホルモンのバイオリズムと関係しているからです。メラトニンは光によって調節されるホルモンで、夜間に多く分泌されます。朝、目が覚めて自然光を浴びると、体内時計がリセットされ、メラトニンの分泌も停止します。しかしながら、夜間も就寝せず、室内の光を浴びていると、その間メラトニンは分泌されません。

また、メラトニンは抗酸化作用によって老化を予防すると言われており、若々しさを保つホルモンとして注目されています。体内時計が乱れた睡眠スタイルをとっていると、このメラトニン不足が慢性化してしまうので、健康を阻害する要因になるのです。もちろん、「朝に起きて夜は眠りにつく」という体内時計のリズム（睡眠覚醒リズム）が乱れてしまえば、不眠などの原因にもなりかねません。

睡眠のゴールデンタイムとは？

睡眠とホルモンで言えば22〜26時の4時間を「睡眠のゴールデンタイム」と呼びます。この間に脳内でヒト成長ホルモン（HGH）が分泌されるからです。HGHは細胞分裂の活発化、骨や筋肉の成長を促して、老化予防に役立ちます。ショートスリーパーであるにもかかわらず健康的な人が割と存在している理由は、睡眠時間に執着せず、このゴールデンタイムに規則正しく寝ているからです。

かくいう私自身、平均睡眠時間は約4時間。大体23時頃に寝て、3時に起床し、仕事をしています。何か理由がない限り、起床する時間は一定にしています。もともと夜型の生活を送っていましたが、子供が生まれてから、現在のスタイルになりました。子供は朝早いので、彼らが起きて来る前に思い切って起床して仕事を一通りこなし、子供が起きてきたら一緒に遊ぼうと考えたのがきっかけです。

睡眠時間と死亡率の調査に則《のっと》れば、私の睡眠時間は短命の側に入ります。でも、睡眠のゴールデンタイムと照らし合わせれば、私の睡眠時間帯はピタリと当てはまります。先述したメラトニンも23時頃から分泌が盛んになり、2～3時がそのピークですから、こちらにも寝ている時間が当てはまります。

私は今のスタイルに切り替えて20年になりますが、夜型の頃に比べてずっと身体の調子はいいですし、4時間睡眠でも日中に眠くなることはありません。

7時間という睡眠時間を守るか、規則正しく体内時計を働かせながらゴールデンタイムをきちんと睡眠に当てるか……ホルモン分泌のバイオリズムを考えれば、後者の方がより健康的な睡眠スタイルなのではないかと思います。

睡眠時間よりも、質のよい睡眠を目指せ

カルテ11

電磁波を避ければ健康は手に入りますか？

悪影響は世界的に指摘されている

化学物質の悪影響によって引き起こされる不定愁訴を「特発性環境不耐症」と言いますが、携帯電話や電子レンジが発する電磁波を原因とした「電磁波過敏症」も、その一つです。

WHO（世界保健機関）は電磁波過敏症について「症状の存在自体は認めるが、はっきりとした科学的根拠を示すデータはない」と公表しています。これは逆に言えば、現時点で科学的根拠を特定することはできないけれど、しかし否定もできない、ということです。実際、電磁波が脳に障害を与える可能性を完全に否定できないため、たとえばイギリスやインド南部の州では、電磁波の健康リスクを考慮して、16歳未満の携帯電話の使用禁止を法律化ないしは勧告しています。

私自身は特に意識して電磁波を避けていません。とはいえ、私の患者でも電磁波過敏症による「眠れない」とか「だるい」とか「めまいがする」といった不定愁訴を訴える人が少なからずおり、電磁波は身体に何らかの影響を与えるのだろうと推測しています。最近の子供たちは、身を守る手段として携帯電話を持たされていますが、そうした世界的な背景や脳障害などの可能性を考えるとお勧めできません。仮に携帯電話を持たせるとしても、イヤホンを耳に当てて使用させるなど、物理的に距離を置く方法を取るとよいでしょう。

害のある環境でも人は生き残る

ただし「電磁波が万病の原因だ」という類の主張には、異を唱えます。仮に電磁波の影響で身体の中枢システムが狂ってしまったら、何らかの症状が出ることはあるでしょう。

かといって、電磁波を徹底的に避けることなど現代において不可能な話です。山の奥深くで生活していても、電磁波は空から降ってきます。そもそも私たちは、まったく害のない環境に身を置くことなどできないのです。

私たちは自然の中で繰り返される淘汰を経て、今を生きています。文明社会を迎え、身体に浴びる電磁波の量が現実的に増えているとしても、私たちはこうして生き残っています。「電磁波過敏症」は、あくまでも過敏に受け取ってしまう人の症状であり、そうではない人の方がむしろ大多数なのです。

そうした事実を棚に上げて、まるで電磁波を「悪」のように捉えるのは、私たちの心身の複雑さを無視した主張でしょう。一つのことに囚われても、健康を維持することはできません。

電磁波に関する私の結論を言えば、子供の将来的な脳障害の可能性を考慮して、できるならば子供には携帯電話を持たせない。その一方、過度に恐れて心を窮屈にする必要もない。この2つです。


脳障害の危険性は否定できないが、「諸悪の根源」のように扱うべきではない

Chapter 2

食生活で
健康を害さないための
カルテ13

カルテ12

糖質制限は身体によいことずくめなのですか？

学会認定を受けていない現場発の健康法

糖質制限は、肥満や糖尿病の食事療法として近年で最も大きな注目を集め、医学会でも現在進行形で賛否両論が発表されています。

私の結論を先に言えば、「短期的には確実にやせる、ただし長期的に実践するにはあまりにも危険」です。

私の周囲でも糖質制限食を試している人が少なからずいて、みな一様に減量できています。とりわけ、主食を好んでたくさん食べていた人が実践すれば、ほぼ確実にやせられるでしょう。その点、糖質制限食の減量効果は、あらゆる食事療法の中でも群を抜いていると言わざるを得ません。

ただし、糖質制限食では、タンパク質と脂質の摂取に関する定義が曖昧で、専門家によって主張が異なります。糖質（炭水化物）の摂取量さえ減らせば「肉は食べ放題」「カロリー計算は不要」「野菜中心さえやめるべき」など、ほとんど無法地帯と言ってもよい状態です。しかも考案・提唱されてから歴史が浅い食事療法なので、将来的に甚大な健康被害を及ぼす可能性も否定できません。

以下、日本糖尿病学会の『糖質制限に対する提言』の一部を引用します。

「体重の適正化を図るためには、運動療法とともに積極的な食事療法を指導すべきであり、総エネルギー摂取量の制限を最優先とする。総エネルギー摂取量を制限せずに、炭水化物のみを極端に制限して減量を図ることは、その本来の効果のみならず、長期的な食事療法としての遵守性や安全性など重要な点についてこれを担保するエビデンスが不足しており、現時点では薦められない。特に、インスリン作用が著しく不足した状態において想定される、体たんぱく異化亢進などの栄養学的問題は、これを避けなければならない」

日本糖尿病学会としても、エビデンス不足による将来的な危険性を重視しており、「薦められない」と断言しているのです。糖質制限食を実践している人、またはは実践しようと考えている人は、この食事療法があくまでも学会の認定外であることをまず理解しておくべきでしょう。

死期を早める可能性もある

糖質制限食のいちばん怖いところは、タンパク質と脂質との関連による様々な弊害です。

「脂質と肥満は無関係で、体脂肪は、糖質が中性脂肪に変質して蓄積したもの」という理論があります。確かに脂質よりも糖質が肥満の元凶だとしても、脂質が血液に入り込んでいけば、血管のプラーク（汚れ）は増えてしまいます。プラークが長期的に蓄積していけば、動脈硬化が進行して、脳卒中など血液・血管系の大病を誘発する危険性は高まります。

誤解されがちですが、「肥満＝動脈硬化」ではありません。やせていても血液が汚れている人はいますし、逆に、太っていても血液がきれいな人はいるのです。

また、個人差はありますが、糖質を制限するとタンパク質がどんどん分解されてしまうので、筋肉量が低下してしまう恐れもあります。筋肉量や筋力が低下した状態を「サルコペニア症候群」と呼びますが、体力の著しい衰えを促進し、寝たきりになったり、骨折しやすくなるのがその特徴です。実際、糖質制限を始めたら、骨密度が極端に低下した人も出てきています。高齢者が糖質制限食を行うと、仮にやせたとしても、死期を早めてしまうかもしれないというわけです。

糖質以外による弊害が現れる

このように、糖質制限食で減量や糖尿病の改善が実現できたとしても、身体の機能に対してマイナス要素はあります。糖質制限食を継続して30年後、血液がドロドロに汚れていてもよいのか？　サルコペニアが引き起こされてもよいのか？　糖質による弊害を抑えられたとしても、別の部分に問題が起こり得る可能性を必ず念頭に置いてやるべきです。

もし仮に、私の患者が糖質制限をやりたい、または今やっていますと言ってきたら、「目的は何か」を尋ねます。単にやせたいということでしたら、確実に減量できるので、目標まで到達したらやめて、エネルギーバランスを改めて考えるようにお伝えします。または、緊急を要する糖尿病患者の場合も、早急に血糖値を下げたり、インスリンを節約するために、一時的に勧めます。

糖質制限食は「すべき、するな」という一元論ではなく、現時点で判断できるメリットとデメリットがあること、目的を明確にすること（勧められない場合もある）、そして医師と患者がきちんとコミュニケーションを取りながら行うべきであることを認識しておきましょう。雑誌や書籍、テレビなどで盛んに紹介されていますが、その情報だけを頼りに実践するには、あまりにも賛否両論が激しく、結論も出ていないので、私の患者以外にはお勧めできません。

糖質は万病の原因ではない

糖質制限食を推奨している専門家の中にも慎重派、急進派がいます。急進派というのは、炭水化物が人類を滅ぼすだとか、あらゆる病気の原因になると結論づける医師たちがそれに当たります。

彼らがよく言うのは、「人類の歴史を見れば、狩猟採集をしていた時期の方が、炭水化物を主食にする食生活よりもはるかに長い」という説。これを日本人に置き換えて、「縄文時代の長い歴史」を引き合いに出す意見も目にします。そして糖質制限食を「原始人食」や「縄文人食」と呼んで、「断糖」以外にないと声高に煽るわけです。

事実として、人類にとって狩猟採集時代の方が長い歴史だったはずです。とはいえ、日本人に限ったとしても、少なくとも3500年前から稲作が始まったと言われています。3000年以上の歴史を、彼らは軽々しく捉えてはいないでしょうか。人類の進化というものを軽視してはいないでしょうか。本当に炭水化物が人類を滅ぼすのであれば、とっくに滅んでいてもおかしくありません。

また、あたかも糖質を万病の原因のように言いますが、これなど原理主義的な愚かな主張です。エビデンスめいたことを説明しているようにも聞こえるのですが、結局、彼らの主張は臨床例から判断した推測にすぎません。糖尿病と肥満の対策として一定の効果があるわけですから、その点でのみ評価されればよい。あれもこれもと主張を先鋭化してしまうから、非常に危険なのです。

特定の健康法をメディアで紹介するのであれば、いい部分と悪い部分、両論併記することが大前提なはず。それを怠って、糖質制限食を実践した人が大病を起こしたときに、医師やメディアは果たして責任を取れるのか疑問です。

減量効果は確実にあるが、長期的に行うと大病を招く危険も

カルテ13

サラダ油を摂取すると
ガンになるって本当ですか？

かつては食用油＝サラダ油

ここ数年、サラダ油を摂取することの危険性を訴えた書籍がいくつも発売されています。そこには、ガンになりやすい、認知症になりやすい、うつになる、血管が弱くなる、といった恐ろしい見出しが並んでいます。健康を気にする人がサラダ油を忌避することは、もはや「常識」になりつつあると言えるでしょう。

しかし、ほんの少し前まで、日本の台所で食用油と言えば、当たり前のようにサラダ油を指していました。急にそれを避けるようになった背景には、2つの成分が関係しています。多価不飽和脂肪酸と過酸化脂質です。

日本でかつてサラダ油がもてはやされた理由は、コーンやサフラワーなどを使った植物由来のヘルシーな印象があり、人間の体内では生産されない多価不飽和脂肪酸に健康作用があると考えられていたからでした。

ところが、近年になって状況は一転。善玉コレステロールの減少、大腸がんなどの発症リスクを高める、動脈硬化の原因になるなど、多価不飽和脂肪酸の過剰摂取による危険性が指摘されるようになったのです。

なぜ危険なのかというと、多価不飽和脂肪酸は、熱を加えるだけで有害な過酸化脂質に変化してしまうからです。

過酸化脂質は、体内で分解されることで、血管を傷つける恐れや、発がん性物質に変化する可能性のある物質。身体をサビさせる原因にもなります。

厚生労働省がまとめた調査報告によれば、多価不飽和脂肪酸の摂取とガンの発生には、関連がないだろうとしています。ただし、多価不飽和脂肪酸がアトピーや喘息などのアレルギーを誘発する炎症物質を生成する、と同報告ではっきりと指摘されているので、やはり注意が必要です。

こうした点を踏まえても、アレルギーの人は加熱したサラダ油の摂取を控えるべきでしょう。とはいえ、それ以外の人であれば、ヒステリックなまでに徹底的に排除する必要もありません。健康リスクに関して未解明な部分も多くあり、万病の原因というほどの根拠はないからです。

オリーブオイルなら身体によい!?

サラダ油を使わない代わりにもてはやされているのが、オリーブオイルに代表される一価不飽和脂肪酸の油です。オリーブオイルは「飲めば飲むほど美容と健康によい」ということも、一方で「常識」になりつつあります。

しかし、油は油。本当に一価不飽和脂肪酸が過酸化脂質に変化しないのか、誰かが検証したのでしょうか。これでは「サラダ油はヘルシー」と鵜呑みにして、せっせと使っていた時代と本質的に変わらないように思います。

摂るなとは言わないが、口にするなら非加熱で!

カルテ14

腸が健康なら本当に万病を寄せつけませんか？

＋〝腸が重要〟ではなく〝腸も重要〟な臓器である

腸の働きをことさら持ち上げて、「腸が健康であれば様々な病気が防げる」と主張する向きがあります。「腸は第二の脳」「腸能力」などと呼ばれてもいて、まるで腸が他の内臓よりも重要な存在であるかのような印象を受けます。なぜ急にこうしたことが叫ばれるようになったのでしょうか。腸は私たちが持つ最大の臓器で、長さが7〜9ｍ、表面積は皮膚の200倍にも達します。消化・吸収を担当する小腸と、便をつくって排出する大腸に分かれており、口から入れたものを最初にセレクトして栄養素とゴミとに分別する大事な場所です。

近年の研究からは、善玉の腸内細菌の減少が、病気やアレルギー発症と免疫力の低下を引き起こすと言われるようになり、従来の「ただの消化器官」としての腸のイメージがくつがえされていることは確かでしょう。腸内の悪玉菌が肌荒れの原因をつくることでも知られており、健康と美容の要として、腸だけを持ち上げてしまうのも理解できなくはありません。

しかし、少し考えればわかるように「腸も」重要なのであって、「腸だけ」が重要なわけではありません。

腸の異常が他の臓器に悪影響を及ぼすことも

腸のことだけ考えていれば、他の臓器をないがしろにしてもいい理由はありませんし、「腸さえ」と思い込んでしまうのはかなり危険です。人間の健康はホリスティック（全体性）な調和に基づいていて、ある一つの臓器の調子だけがよいからといって、どうにかなるものではないのです。

腸に異常が出れば、他の臓器にも悪影響の及ぶことがありますし、その逆もまた然り。すべてが有機的につながって活動しているのが内臓であり、私たちの身体なのです。実際、私が発表した研究結果からも、腸内でつくられた毒素が血液に吸収されると、腎臓に悪影響を及ぼすことがわかっています。

腸の健康を保つことは重要です。食物繊維や発酵食品をよく食べて、善玉の腸内細菌を増やすように工夫することは、大切なことだと思います。腸内に溜まった毒素は大腸ガンの原因の一つでもあります。腸内細菌のバランスが整って、便秘知らずとなりバナナのような便がスルっと出れば理想的です。

また、お腹が冷えれば血流が滞り、腸の働きも悪くなります。冷たい飲食物を極力避けて、お腹を冷やさない服装を心がけることも大切なことだと思います。

腸の健康が、私たちの健康にとって必要な条件であることは間違いありません。だからと言って、腸だけでほとんどの病気が治るとも、すぐ健康になれるとも思えません。人間の身体で「この部分こそ重要」と主張する話は、必ず眉に唾をつけて聞いてください。

腸の健康は大事だが、腸だけが大事なのではない

カルテ15

食事を変えただけでも血管は若返りますか？

新たな血管は再生可能

血液・血管を若返らせるためには、食生活の見直しがじつは不可欠です。逆に言えば、食生活が若返りの鍵を握っていると言っても過言ではありません。

加齢とともに血管が老化すると、動脈硬化が少しずつ進行します。動脈硬化とは、わかりやすく言えば血管が傷ついたり、もろくなったり、弾力を失ってしまう症状のことです。こうした状態を放置しておけば、血液の流れが極端に悪くなったり、血栓ができて血管が詰まってしまい、脳卒中や心筋梗塞など死に至る重篤な病気の引き金となります。

動脈硬化の主な原因として挙げられるのが、過酸化脂質と呼ばれる酸化したコレステロールや中性脂肪です。これらが血管壁をジワジワと傷つけた結果、動脈硬化が起こっていきます。

では、一度起きてしまった動脈硬化を改善させることはできないのでしょうか。

そもそも人体は、代謝機能によって物質や組織、細胞が常に入れ替わっています。偏った食生活を送っていれば改善の余地はありませんが、身体によいものを積極的に取り入れれば悪いものは自然と姿を消して、新たな血管を再生させることは十分可能です。私の患者でも、食生活を切り替えて、80歳の血管年齢が50歳に戻った人が実際にいます。

血管年齢を計測する際、よく用いられるのが「加速度脈波」というものです。心臓から出る血流の速度から血管年齢を算出します。実際には、血液粘度によって変わってくるので、一概に算出された数字が正しいとは言い切れませんが、血管の状態を知るための参考にはなるでしょう。

抗酸化とキレート作用が鍵

血管を若返らせる食材の筆頭は、抗酸化作用を持っているものでしょう。いかにして酸化を抑えるか、中和させるか、そのために必要なものを取り入れれば、血管の若々しさは維持できるのです。

たとえば蕎麦に含まれるポリフェノールの一種・ルチンがその代表格です。私はルチンの専門家ではありませんが、多くの研究・実験で薬理作用が実証されており、血管を強化したり、血行をよくしてくれることがわかっています。

加えてキレート作用を持つ食材も、ぜひ積極的に摂るべきでしょう。キレートはギリシャ語の「カニのハサミ」を意味していて、その名の通り、体内の有害金属や老廃物を挟んで吸着し、尿から体外に排出させる作用です。ニラやニンニク、タマネギなどの匂い成分を有する食材が代表的です。また、海苔やきなこなどに含まれる食物繊維も興味深い成分の一つです。食物繊維はキレート作用だけでなく、食物の腸管の通過時間を早めますから、コレステロールや糖の吸収を抑制する作用もあります。

こうした食材を患者に積極的に摂ってもらうだけでも、血管年齢は目に見えて若くなります。大した苦労は必要ありません。ちょっとした食生活の工夫で、血管を若返らせることはできるのです。

高コレステロールはＯＫ？

私のところには、脂質異常症の患者がよく来院されます。近年、高コレステロールの方が長生きできるという説が世間的に広まり、「放っておいていいですよね」と話す患者が増えました。そうした患者には必ず、「世間で話題になっている健康情報を鵜呑みにしてはいけない」とお伝えしています。

たとえデータとして実証されている説であっても、１００％正しい説というのはありません。コレステロールが蓄積していけば、血管の老化を促進させてしまうことは否定できない事実です。その状態がさらに進んで大病につながることも、十分に考慮しなければなりません。

患者の中には、特に食生活を見直すことなく、せいぜい脂質量の少ない食品を摂っておけば十分だろうと自己判断する人もいます。

しかし、肝臓で合成分泌されたコレステロールは、胆汁酸に包み込まれて腸から吸収されるのを待っているわけで、結局、コレステロールは体内に戻ります。そうしたことも未然に食い止めなければなりません。ですから、「食物繊維で胆汁酸を吸着して、体外に排出させた方がよい」とお伝えして、食物繊維をしっかりと摂ってもらいます。

高コレステロールに関するデータを、鵜呑みにして放っておくのは危険ですし、かといって手軽に薬で対処する症状でもありません。自分の身体について知る、生活習慣を見直す、さらには生きる意味を考えるなど、意識を根本から変えてもらうことで、患者のリテラシーは初めて高まるのだと思います。

血管は食事で十分に若返る

カルテ16

添加物は病気の原因になりますか？

現代では添加物は薬やサプリにも含まれている

現代を生きる上で、添加物を徹底的に排除することはほとんど不可能です。たとえば目薬にさえ防腐剤が含まれていますし、サプリメントにも添加物は入っています。「有効成分5％」と書かれていたら、残りの95％は添加物です。

昨今、「添加物が身体を壊す」と強烈に主張する本が急増しています。私たちは、それらの主張をどのように受け止めるべきなのでしょうか。

コンビニやファストフードの食品に添加されているショートニングは、トランス脂肪酸を多く含んでいます。トランス脂肪酸が身体に有害であることは様々な研究で明らかにされており、すでにアメリカでは、トランス脂肪酸を大量に含むマーガリンの使用が原則的に禁止されています。

たとえば1960年代にも、チクロという人工甘味料に発ガン性の疑いがあるとして、日本やアメリカで使用禁止になりました。そのチクロの代役として現在に至るまで主流となっているアスパルテームでさえも、発ガン性や腎機能障害の可能性などを指摘されています。これ以外の添加物にも、発ガン性を疑われているものが確かにあります。では、それらを摂り続けると実際に発ガンするかといえば、じつは不明です。実際、動物実験を繰り返して、問題がないと判断された上で添加されているわけです。

そもそも天然食材の中にも、発ガン性のものは存在します。日本人が好んで食べているワラビには、発ガン性物質のプタキロサイドが少量含まれています。でも、ワラビを主食にしている人など、まずいません。ですから時々食べる程度ならば、発ガンする心配はないわけです。

「売らんかな」で添加される物質の無意味

添加物も、取らずにすむならそれがベストであることは事実です。「売らんかな」精神で無駄に添加されている色素など、ない方がよいに決まっています。紅白は縁起がよいからと言っても、着色のための余計な添加物を摂取する意味など一切ないわけですから。また、動物実験で問題ないと判断されたとしても、それは「100％無害」を意味してはいません。99・9％は大丈夫でも、0・1％の危険性を残していることは十分に考えられます。

添加物の危険性は摂取量によって規定されます。とはいえ、何も知らずに添加物を日々摂取していれば、長年の積み重ねによって病気の原因となる可能性も否定できません。また、現在は制限されていなくても、先ほど例に挙げたチクロのように、今後、使用禁止とされる添加物がおそらく出てくるはずです。

今この瞬間の健康に直結しなくても、将来の危険性を知る指標という意味で、昨今の風潮は基本的に歓迎すべきことでしょう。

将来の危険性を考慮すれば、できるだけ避けるに限る

カルテ17

塩分は控えるべきか摂るべきなのか、どっちなんですか？

高血圧と塩分はほとんど無関係

塩分は身体にとって敵か味方か。専門家によって意見は様々で、塩分は身体に有益という人もいれば、害だから絶対に摂るなという主張もあります。

私の考えはシンプルで、極端に制限することも摂りすぎることも身体に有害であるということです。「過ぎたるは及ばざるが如し」この一言に尽きます。

塩分を摂りすぎると身体がむくみます。逆に制限しすぎても、身体に水分が入っていかなくなり、脱水症状や低血圧を起こします。糖質についても同様のことを述べましたが、どちらか極端に偏れば、常に別の弊害が起きるものなのです。

塩分を制限すべき人として最初に思い浮かぶのは、高血圧患者でしょう。日本人は塩分の摂りすぎで、それが高血圧の大きな原因と言われています。

たとえば、塩分を摂らない（正確には食材からある程度摂っている）民族には、高血圧の人がいないという研究データがあります。それならば、塩分を制限すれば血圧も下がるはずと当然考えるでしょう。しかしながら、高血圧はそれほど単純な病気ではありませんし、人種差も大いに関係していると思います。

実際、塩分制限に反応する高血圧は少数派です。私の経験からいっても70％の高血圧は塩分制限と無関係であり、別の要因があるはずと見ています。

また、欧米でも白人には高血圧患者が少なく、黒人に多いというデータがあります。同じ地域に暮らして、同じような食事をしているにもかかわらず、明らかに有意差があるのも事実です。

これらのことからわかる通り、高血圧には体質的な問題が少なからずかかわっており、単に塩分の過剰摂取云々という話ではないのです。

ですから「日本は欧米と比較して塩分を摂りすぎているので制限すべきだ」という意見は、日本人の体質を考慮しているとは思えず、少々疑問も残ります。高血圧の例のように、どこまで塩分が日本人の健康を阻害しているのかといわれれば、わかっていない部分も多いのが実状なのです。

塩分はガンを促進させるプロモーター

ここで、著名な食事療法を2つ取り上げてみましょう。なぜならば、それらの食事療法は、塩分に対して真逆のスタンスをとっているからです。

まずマクロビオティック（食文化研究家の桜沢如一氏が考案した食事療法、以下マクロビ）では、塩を摂らないと身体が陰性に傾く、つまり身体が冷えるので、天然塩であれば身体を温めるからどんどん摂ってよいとされています。

逆に、ゲルソン療法（ドイツの医学博士、マックス・ゲルソンが考案した食事療法）では、塩をあらゆる体調不良の原因と考えて、無塩を推奨しています。

少し専門的な内容で話がそれますが、ガンは2つの段階を経て発症します。まずDNAを傷つけるイニシエーション作用というものが体内で起こり、ついで、プロモーターと呼ばれる物質がイニシエーション作用を促進します。その結果、DNAの損傷が悪化して、初めて発ガンするというわけです。わかりやすく言うと、ある物質がきっかけを起こし、別の物質が起きたことをプロモート（助長）させるという2段階があって、ガンは初めて発症するのです。

塩分は、最も有名なプロモーターの一つです。ゲルソン療法の主張はここに起因しており、食生活から徹底的に塩分を取り除きます。ですから、医学的な根拠に基づいた主張であることは事実です。

冷え取り対策に役立つ塩分

それならば「塩分は摂らないに越したことはない」と言えそうですが、もともと体温が高い欧米人だからこそ無塩の食事療法でも問題がないのであり、冷え性の人に同様に勧められるかと言えば、そうもいかないでしょう。現代日本はとにかく冷え性になりやすい環境なので、プロモーター問題とは別に、冷え取り対策を講じる必要があるからです。

もっとも塩分が身体を陽性に傾ける（身体を温める）という主張に、生理学的な根拠はありません。

しかしながら、中医学の古い時代から塩分は陽性の食べ物とされてきた歴史もおろそかにできません。陰陽説に則った食事療法を行うことで、体調が回復する例も少なからずあるからです。かといって、塩分がガンの最大のプロモーターである以上、どんどん摂ってよいということでもありません。

要するに重要な点は、塩分の功罪に囚われるあまり、極端な方向に舵を切るな、ということです。

塩分摂取を控えめにするか、冷え取りを優先して積極的に摂るか、それは個々人の体質に深くかかわっています。どの健康法においても、自分の体質をよく見極めた上で方針を立てることが大前提です。

塩分は自分の体質次第で、毒にも薬にもなる

カルテ18

玄米ばかりを食べていれば病気にはならないものですか？

白米と比べれば断然お勧め

玄米は身体にいい……これは確かにそう言えます。玄米は完全に近い栄養食で、足りないものはビタミンCくらい、あらゆる栄養を網羅しています。

時々「玄米はダメ」という話を聞きますが、その根拠は農薬の存在です。玄米は精製されていないため、農薬を一緒に摂ってしまう危険があるのです。もちろん無農薬であればベストですが、農薬といっても多量ではありませんから、精製して栄養素をほとんど失った白米よりは、断然、玄米を日々摂取する方が身体にいいわけです。

そもそも昔の日本人は、精製された穀物を食べませんでした。白米は確かに美味しいですが、栄養素に欠けている分、他の食事できちんと補わなくてはいけません。しかしながら、現代の偏りがちな食生活では、様々な栄養が補い切れていないのが現実です。その点から言っても、玄米は日本人に合った主食だと思います。

「食生活の乱れ＝病気」がすべてではない

とはいえ、玄米食が人を選ばず、あらゆる病気を治す食事法のように語られると、大いに疑問です。たとえば、欧米の人が玄米食に切り替えたことで、ガンの予防・改善につながるケースはあるでしょう。それは彼らがあまりにも偏った食生活を続けてきたからで、それを根本的に変えれば体質も同時に変わり、ガンに限らず、病気が改善に向かうことも十分に考えられます。

現代日本の場合も、食生活がひどくなっている人がいますから、そういう人に対する治療食として玄米は役立つでしょう。ただし、それはあくまでも「食が原因で病気になった人」であって、食生活に偏りがなくても病気というものは発症することを忘れないでほしいものです。「病気＝食生活の乱れ」だけではなく、

「食生活の乱れは病気の原因の一つ」ということ。そこを履き違えて、玄米食を手放しで絶賛している人が少なくありません。医師の立場で患者に玄米食を押しつけるような態度は、患者のリテラシーを失わせるので賛同できません。

玄米を推奨する代表的な食事法に、マクロビがあります。「肉類や卵、乳製品を摂取しない」、「鰹節や煮干など魚の出汁《だし》を使わない」といった特徴があり、主食を玄米、副食を野菜や漬物などに徹底します。医学的根拠に基づいているとは言えませんが、この食事法を楽しく主体的に実践して、元気を維持されているならば無理に止める理由もありません。

しかし、玄米がほぼ完全なる栄養食にもかかわらず、マクロビを始めたら栄養失調で亡くなってしまった人がいる、という事実も知っておくべきでしょう。おそらく原因は、食だけに注意して、運動や咀嚼など、生活習慣に関する原則を無視したためだろうと推測します。

たとえば玄米を食べるなら、「よく嚙む」ことは絶対条件です。なぜならば、玄米の表面にあるセルロース層は、少なくとも100回くらい噛まないと、きちんと分解されないからです。そうでなければ、せっかくの玄米の栄養も体内で吸収されません。

逆に言えば、よく噛んで食べることを意識しないで玄米食に切り替えた場合、ほとんど意味がないどころか、前述したように栄養失調になりかねません。こうしたことを考慮せず、ただやみくもに玄米食を行えば健康になる、ということではないのです。

つらいのにどうして続けるの？

玄米菜食やマクロビを行っている人は、やせていて、肌も浅黒く、あまり外見上は健康そうに見えない人もいます。これはマクロビ食以外の生活上の原則を無視しているせいでしょう。食べてはいけないものが厳密に決められているため、ある種の摂食障害に陥っているとも言えます。「小太りの方が長生きする」というデータもありますが、健康の定義は個々人によりますから、やせているからダメと否定するつもりはまったくありません。それよりも自分の人生をどうしたいか……このことの方が、よっぽど重要なのです。「美味しくない」「本当は肉や乳製品を食べたい」と思っているのに、健康目的のために我慢して続けているのならば、そこに主体性はありません。心の健康も度外視していると言えます。

加えて、ある特定の食事法が万人に最適であるという考え方は捨てるべきでしょう。一口に日本人と言っても体質は様々、千差万別であり、玄米が体質に合わない可能性も十分に考えられるからです。しかし、玄米が完全に近い栄養食であることは、間違いありません。もし実践されるのであれば、自分の体質・体調と相談しながら、とにかく「よく噛む」ことを忘れないようにしてください。

玄米は完全に近い栄養食だが、摂取の仕方では逆効果にもなる

カルテ19

和食は本当にヘルシーな食べ物なんですか？

天候や環境の変化に敏感な和食

和食の世界には「身土不二《しんどふじ》」といって、地元で取れる旬の食品や伝統食が身体によい、という考え方があります。これは、明治時代の医師・薬剤師である石塚左玄が提唱した食養運動の基本原則で、今で言う「地産地消」とも呼応する食事スタイルと言えるでしょう。

日本人は四季を大変に重んじます。その上、同じ季節でも南北端で気候がまったく異なったり、気候のバリエーションに富んでいたりするなど、その時期、その場所で起こる天候や環境の変化に敏感な民族でもあります。

たとえば暑い夏の季節には、体内の熱を奪ってくれる食材を好んで摂ります。キュウリやナスは、その代表的な食材です。逆に冬であれば、ネギやニンジンなど、体内で熱をつくってくれる食材を積極的に摂ります。

私たちの体質は天候や環境に左右されやすいですから、このように旬のものを重要視する和食のスタンスは理に適っています。

また、食材にあまり手を加えず、生のままでいただくことが多いのも、和食の特徴です。生食は身体を冷やすとも考えられますが、食材に含まれる栄養素の損失が少なくてすむ、というメリットがあります。

その他にも、味噌や醬油、納豆など、和食は発酵食品の宝庫。発酵食品は例外なく腸内環境の調整に役立ちます。

和食の核となる出汁《だし》は、味つけに過剰な肉類や魚類を必要としないので、動物性の脂質やタンパク質を無駄に摂らずにすみます。こうした一連の要因を踏まえれば、和食はヘルシーな食事と言えるはずです。食生活の欧米化がますます進む昨今、健康志向の和食を改めて見直してほしいと心から思います。

しかし、和食で重宝されているからといって、特定の調味料（味つけのもの）を摂りすぎることは決して身体によくありません。

特定の調味料を摂りすぎると内臓は疲弊

たとえば、お酢は健康効果の高い調味料として知られています。お酢には少量ですがクエン酸が含まれているので、疲労回復に役立ちます。黒酢であればポリフェノールによる抗酸化作用も期待できるでしょう。

ただし酸味の強いものを摂りすぎると、肝臓の機能が低下する可能性もあります。というのも、中医学の世界には「五味」と呼ばれる考え方があって、「酸＝肝臓、苦＝心臓、甘＝脾臓、辛＝肺、鹹（塩辛い）＝腎臓」に対応しており、極端に摂ると、それぞれの臓器の調子が悪くなると言われているからです。

あくまでも食生活の基本はバランスです。それを意識した上で、日本人の原点である和食に回帰することは大いに賛成です。

ヘルシーな和食は、今こそ見直されるべき

カルテ20

食べる量を減らすと、身体にいいと聞きますが、どれくらいにすればいいのでしょうか？

デトックス作用は本当にあるのか？

食事を3日に1回にする、ほとんど何も食べない（不食）など、昨今、食事量を極端に減らした健康法が話題を集めています。

率直に言って、あまり意味がない、場合によっては危険もともなう健康法です。人体の代謝が下がるのに、およそ60時間かかると言われています。その間、食事を摂取しなければ血糖値は当然下がるのですが、体内でホルモンが出て血糖値を維持しようとするため、代謝は保たれます。ですから、断食の限界は3日で、そこまでならば害は出にくいと思います。それ以上になると身体が飢餓状態になって代謝も落ちますから、拒食症と同じような、ある種の摂食障害になってしまう可能性も大いにあります。その危険性をまず理解すべきでしょう。

3日に1回の食事をすると、なぜ健康になるのか？　その主張の核となるのは、デトックスです。要するに断食の期間中、体内に溜まった宿便や老廃物が排出できるという主張です。食事を摂らない期間は当然、余計な毒素も溜まりません。しかしながら、すでに蓄積している毒素が断食で出ていくのかというと、根拠があるとはまったく思えません。

そもそもデトックスは新陳代謝によって起こるわけですから、代謝を下げるような食生活で毒素が排出されるのかという点が、大いに疑問です。体内の毒素を出したいならば、デトックス作用のある野菜を摂ったり、食物繊維のサプリメントを摂る方が、よほど効果的でしょう。

3日に1回の食生活はともかく、1日だけのプチ断食を試すと、実際に調子がよくなるという患者もいることはいます。

ただし、それは太っている人限定です。普段明らかに食べすぎていて、プチ断食の期間中、体内に余っている食物が消費されれば内臓の負担も減るわけですから、体調は自然とよくなります。ダイエットにもなりますし、太っている人が試す分には、悪くないでしょう。

不食は健康法にあらず

不食は健康法と言うよりも、ある種の精神修養です。これで病気がよくなる、予防できることなどはあり得ず、死に至る危険性もともないます。実際、過去に不食を行ったスイス人の女性が、餓死してしまうという事故も起きました。

たとえば中国では、空気中の「気」だけを食べて生活している人がいます。人体に必要なものは気であり、食べたものも結局胃腸で気に変質するので、最初から気を摂っていれば食べなくてもよい、と彼らは主張します。そして実際に何も食べず生きているわけですから、人体は不思議としか言いようがありません。

ただし、それは生理学とかけ離れた「思想」の世界。異例の出来事を一般に敷《ふ》衍《えん》させると、事故が起きる危険性があることもきちんと理解してください。

ほとんど無意味。不食は死に至る可能性もある

カルテ21

食事を変えればうつ病は簡単に治るんですか？

うつ病は複合的な要因で発症する

私の元に来院する患者の病気で、ガンの次に多いのが、うつ病です。

彼らに普段の食生活を尋ねても、特に共通している部分はありません。うつ病は大変複雑で、遺伝的なものだったり、過剰なストレスだったり、いくつかの要因が複合的に重なり発症しています。原因が患者によってケースバイケースであり、そのバックグラウンドも見ることなく、食生活を変えて症状を改善させることなど、ごく一部の例を除けば困難です。

食生活とうつ病を関連づけて語る医師の多くは、オーソモレキュラーという栄養療法を治療に採用しています。炭水化物、タンパク質、脂質、ビタミン、ミネラルの五大栄養素、これに食物繊維を加えて六大栄養素と呼んだりしますが、それらを血液検査でチェックして、欠乏している栄養素を食事やサプリメントで外部から補う治療法です。

昨今、脳の神経伝達物質の一つであるセロトニンが欠乏すると、うつ病などの精神疾患を引き起こすという考え方が広く知られるようになりました。

セロトニンを脳で合成する際には、鉄分が必要です。そのため、オーソモレキュラーを採用している医師の間では、鉄欠乏を重視します。鉄分が不足しているから気持ちが盛り上がらなかったり、精神的に不安定になると考えるわけです。

女性が月経時の出血で鉄欠乏になり、それが慢性化して、うつ病のような症状を引き起こす場合もあります。そのような人に鉄分を補うと症状は改善します。

食事とうつ病に直接的な関連などない

とはいえ、それだけですべてのうつ病がよくなることなど、正直あり得ません。

そもそもセロトニン不足がうつ病を誘発するということ自体、まだ未解明です。

もし両者に明確な関連があるのならば、セロトニンの作動薬を飲んでも、なぜすぐに効果が出ないのか？　つまりは未知数な部分が多い領域ということです。

そうである以上、特定の栄養素不足を精神疾患の患者全般に当てはめて、それですべて解決できるという言い方には疑義《ぎぎ》を抱きます。しかも、オーソモレキュラーは保険適用外なので、高額の出費を要します。そのこと自体を否定するつもりはありませんが、患者にとって大きな負担と覚悟を要することも事実です。

繰り返しになりますが、鉄分を補ってうつ病と同様の症状がよくなった例は現実にあります。ただし、それはあくまでも鉄欠乏が原因だった一部の患者の臨床例であり、鉄分が十分に足りたとしても、うつ病に悩まされている患者は存在するわけです。むしろ、こちらの方が大多数なのです。

食事とうつ病はダイレクトに関連していません。その前提に立たず、まるですべてのうつ病は食事を変えれば治るという類の主張は、あまりにも安易です。


食事で治せるうつ病は、ほんのごく一部にすぎない

カルテ22

結局、牛乳は健康にいいんですか？悪いんですか？

牛乳を多く飲むほど骨折が増える

日本人は遊牧民族ではないため、体質的に牛乳は合いません。大人が消費できる牛乳の量は1日あたり400cc と言われていますが、北欧の人やアメリカ人のように、それだけの牛乳を処理できる腸を日本人は持っていないのです。

そもそも哺乳類の中で、他の生き物の母乳を飲んでいるのは人間だけです。にもかかわらず「牛乳＝健康」というイメージのもと、幼少期からごく当たり前のように消費されています。

誰しも牛乳と聞いて最初に思い浮かべる栄養素は、カルシウムでしょう。実際、牛乳は豊富にカルシウムを含んでいますが、仮に400ccの牛乳を摂ったとしても、その中のカルシウムがすべて吸収されることはありません。一日の必要量にも達しないのです。

実際、イギリスの医学雑誌『British Medical Journal』に掲載された研究結果

（調査対象はスウェーデン人）によれば、牛乳の摂取量が多い人と少ない人を比較すると、前者の方が寿命が短く、しかも女性では「骨折が増える」のだそうです。牛乳のカルシウムに特別な意味はないことを示す興味深いデータです。

確かに牛乳は分解されればアミノ酸になりますし、貴重なタンパク源の一つではあります。しかしながら、それらは他の食品からも補えるわけで、牛乳でなければならない理由にはなりません。加えて言えば、牛乳には発ガン性の疑いも指摘されていますし、牛乳に含まれるガラクトースという物質が「老化を促進する」という動物実験のデータさえあります。つまり、「牛乳＝健康」という説は幻想なのです。

栄養補給を牛乳に頼ることが問題

こう書くと、昨今流布している「牛乳有害論」に与《くみ》していると思われそうですが、私はその立場ではありません。実際、私の子供たちは普通に飲んでいます。「牛乳を飲んだら死ぬ」という極論は、あまりにも胡散臭《うさんくさ》いものです。日本で牛乳が飲まれるようになったのは第二次世界大戦後のことですが、もし牛乳が有害なら、無数の健康被害が出ているはずです。そもそも毎日、何百cc も牛乳を飲んでいたら身体的な不調が出るかもしれませんが、そんな人はまずいません。

むしろ問題なのは、食生活の変化によって、栄養補給を牛乳に頼らねばならなくなったことです。先述したカルシウム一つ取っても、昔であれば海藻から十分に摂取できていましたが、現代の日本人はあまり海藻を食べません。ですから、本来は必要のないものなのに、仕方なく牛乳を飲用しているのです。

私の立場は「牛乳有害論」ではなく、「牛乳不要論」。牛乳の代わりとなる食品はいくらでもありますし、やはり牛乳は子牛の栄養源と考えるべきでしょう。

「牛乳＝健康」は幻想。ただし有害論も極端な発想

カルテ23

栄養ドリンクって本当に効果あるんですか？

風邪予防に利用しても意味はない

栄養ドリンクは、安価なもので十分効果があります。無理して高い方を選ぶ必要はありません。なぜでしょうか。そもそも栄養ドリンクには、カフェインが入っていればよいからです。

漢方を長年研究・処方している医師の私から見れば、結局、栄養ドリンクに含まれる生薬の成分も含有量も、効果を引き出すには足りていません。それならば漢方薬を飲んだ方が、ずっと高い効能が得られます。

高額な栄養ドリンクの場合、確かに高い原料も配合されているのでしょう。とはいえ、生理学的に効果が認められるほど、大した成分は入っていません。

高額なものほど効くように感じられるのは、ほとんどプラセボです。

身も蓋もないことを言えば、栄養ドリンクで体感できる効果は、カフェインの「中枢興奮作用」による眠気覚ましと疲労回復だけでしょう。

私もたまに飲みますが、確かに頭がスッキリとする。でも、それ以上でも以下でもありません。

風邪のときに栄養ドリンクを飲む人も多いみたいですが、ビタミンCには風邪の経過を短くするというデータがあるものの、そのために必要な量は1g以上です。栄養ドリンク1本分ではとても足りないので、風邪を引いているときに飲んでもあまり効果は見込めないでしょう。

最近、ノンカフェインの栄養ドリンクも出ていますが、正直、どのような効果があるのかわかりません。そもそもカフェインが入っていないのであれば、マルチビタミンなどのサプリの方が効率よく各種ビタミンを摂取できます。

子供には飲ませるな

某有名野球選手は、毎日欠かさず栄養ドリンクを飲んでいるそうです。これは、栄養ドリンクに含まれるカフェインの効能と、ある種のプラセボによる気持ちの維持、感情の安定に役立っているのだと思います。それがプレイの質を落とさない秘訣の一つになっているのであれば、ある意味よいことでしょう。

最近では、いわゆるエナジードリンクが海外・国内の各社から発売されて人気を集めています。アミノ酸とビタミンを主成分としていますが、期待できることは、結局カフェインの作用程度だと思います。ここでぜひ注意してほしいのが、栄養ドリンクもエナジードリンクも子供には飲ませるべきではないということ。カフェインの持つ作用は、子供の身体にとって負担が大きすぎます。すでに海外では、因果関係こそ不明確ですが、子供の健康被害が多数報告されています。もちろん大人であっても同様で、過剰摂取は病気の引き金や依存症になる可能性があるので、きちんと容量を守るよう気をつけてほしいものです。

カフェインの効果以外は、ほとんどプラセボ

カルテ24

トクホに頼る生活習慣で健康になれますか？

含有成分の保健効果は実証ずみ

トクホとは「特定保健用食品」の略称で、その食品が意図した保健効果を消費者庁が認め、パッケージに表示できるという「国のお墨付き」のことです。

現在では、脂肪を燃焼しやすくする、血圧を下げる、コレステロールを下げる、血糖値が上がりにくい、などといった保健効果を謳ったトクホ商品がたくさん売り出されています。

もちろん、これらの効果に対する実証データがなければトクホを取得できませんので、どの企業もお金をかけて、きちんとした臨床試験を行っています。そういう意味では、トクホ商品の成分や効能は正しいと言うことができるでしょう。

たとえば、トクホの嚆矢《こうし》である商品が有名にした成分、カテキン。脂肪を効率よく燃焼させるというカテキン入りのお茶やジュースには根強い人気があります。

事実、カテキン自体には脂肪を燃焼させる効果があるので、商品の保健効果に偽りはありません。とはいえ、それが万人の体内で、同じように脂肪燃焼の効果が発揮されるかと言えば疑問です。あるいは、脂肪を燃焼させるからと言って、甘みの強いジュースタイプの商品をガブ飲みしてしまうとどうでしょうか。実際、みなさんの近くにもそういう方は少なくないと思います。

また、難消化性デキストリンを含んで、脂肪の吸収を抑える効果を謳うジュースもあります。それをガブガブ飲みながら、脂肪が吸収されづらいからといって肉類や揚げ物をたらふく食べる方もいるはずです。

そんなことをしていれば元も子もありません。ですから、トクホ成分の効能に加えて複合的な要素も勘案すると、その効果は一律で考えられないのです。

もっと言ってしまうと、本当にトクホ食品でなければ、その成分の健康効果が発揮されるだけの分量を摂取できないのでしょうか？　トクホだから健康になれるとどこかで盲信してはいませんでしょうか？

カテキンにしても、濃く入れた一般的な日本茶で必要量が十分に摂れているかもしれません。血圧を下げると言われるペプチドにしても、ゴマから抽出した成分を用いたトクホ食品と、カツオから抽出した成分を用いた非トクホ食品があるとした場合、果たしてトクホだから前者の方が効果が高い、と言い切れるでしょうか。

症例数が出揃っていないだけで、トクホ食品と同じ保健効果を摂れる、もしかしたらもっと効率よく成分の摂取が可能で、効果的な食品があるかもしれない――。

そういった「ツッコミ」は誰も入れていないわけです。こうした状況では、トクホの表示が誤読を誘発する、と言われても仕方がないように思われます。

腸まで届く乳酸菌を売りにしている食品があります。乳酸菌の効能にも、その菌が腸まで届くことにも偽りはないはずです。しかし、人間の腸内というのは、「善玉菌がたくさん入りさえすれば環境が好転する」と言えるほど、簡単なものではありません。日本人が一億人いれば一億通りの腸内環境があり、どんな菌が住んでいるかで一人ひとりを同定できてしまうほど、腸内細菌の組み合わせのバラエティーに富むのが私たち人間なのです。

そのため、せっかくトクホの乳酸菌飲料を摂取しても、その人の腸内細菌と相性が悪ければ、先に住んでいた菌が新しく入った菌を食べ尽くしてしまう、ということもあり得るわけです。こういう点で、私は細菌を用いた食品にトクホ認定をすることには懐疑的です。

トクホを買うのは安心のため？

とはいえ、先述したように、トクホ商品を選んで安心を買うことはできます。国が担保をしているわけですし、その食品で何か問題が起これば国の責任を問うこともできます。忘れないでいただきたいのは、トクホだからといって万人に効果があるわけではないということ。そして、食事制限も運動もせずに、楽して、早く、簡単に、健康になりたい、もしくはやせたい……そんなことは土台無理なことと理解していただきたいのです。

健康への努力を忌避しているから、みんなトクホをありがたがって、これさえあれば、と過大な期待を寄せてしまうのです。

そして、トクホであっても他の健康食品やサプリメントと同様、摂取を続けなければ効果は出ません。食べすぎや飲みすぎの免罪符にその場限りで摂取したからといって、何にもならないでしょう。また、薬剤に近い効能を持つ以上、薬剤同様の副作用は起こり得ます。

他の食品に比べてトクホは割高であることも考えて、それでもトクホ商品を飲みたい、食べたいという方は続けてみてください。


看板に偽りなしとはいえ、誤読誘発の危険大

Chapter 3

サプリメントで
バカを見ないためのカルテ6

カルテ25

DHAやEPAなどのサプリメントは飲む価値がありますか？

医師も長く愛飲する成分

DHA（ドコサヘキサエン酸）とEPA（エイコサペンタエン酸）は、掛値なしに心身の健康にとって有効な成分です。サプリメントとしてだけではなく、薬剤として処方もされているので、私が診ている患者に処方することも少なくありません。それぞれ、私も長く摂取を続けている成分です。

DHAもEPAも、イワシ、アジ、サバといった青魚、マグロやカツオに多く含まれている不飽和脂肪酸の一種。最近では「オメガ3」系オイルの代名詞として、健康効果への注目がさらに高まっています。

DHAは「頭がよくなる成分」として20年ほど前に一度ブームが起こりました。DHA入りのジュースやお菓子からその名前に親しんだ人も多いでしょう。

実際に頭がよくなるかどうか別として、DHAは脳の発達に不可欠であり、脳の神経細胞に広く分布する成分。EPAを原料にして体内で生産されています。

詳しい働きは不明とはいえ、このようなことからDHAが、認知症やうつの予防・改善に効果があるという報告があります。

青魚を常食する日本人への効果は……

EPAは、サラサラ血液にする、血管を保護・強化する、炎症とアレルギー反応を抑制する、といった効果が知られています。試験データではEPAの摂取を続けた場合に血管年齢が若返ることが知られていますし、私はアレルギー疾患やアトピー性皮膚炎の患者に飲んでもらって、改善効果を確認しています。

血液、血管に好影響が現れるということは、動脈硬化や心臓疾患、生活習慣病に対する予防・改善効果が高いと考えられます。

日本人がDHAとEPAをサプリや薬の形で摂取して、その効果が顕著に現れるかどうかは、断言できません。というのも、日本人は世界的に見ても青魚をよく食べる民族であり、ＤＨＡとＥＰＡの必要量が十分に足りている可能性があるため。しかしながら、それでも追加で摂取する価値はあると私は考えています。

ただし薬剤の場合、服用時にコツがあります。脂肪酸は酸化しやすい特徴を持っているため、成分の抽出時にアルコールと混合させ（エステル化）、酸化を防いでいます。エステル化した薬剤は水に溶けず、吸収率が極端に悪いため、食事の油脂が消化されるタイミングで、油脂で溶かしながら吸収させる必要があります。ですから、食中ないし、食後すぐに内服してください。

成分の濃度の問題も重要です。サプリメントとして市販されているものは、ＤＨＡとＥＰＡの含有量が低い場合が考えられます。せっかくのよい成分ですから、宣伝に踊らされず、含有量をしっかり確認して摂取しましょう。

飲まないなんて、もったいないサプリです！

カルテ26

ポリフェノールさえ摂っていれば、きれいなままで長生きできますか？

本当に健康と美の秘訣なのか？

ポリフェノールは、植物の色素（特に赤や紫）や渋味などのもとになる成分の総称で、その数は5000種類以上とも言われています。

代表的なところでは、アントシアニン、イソフラボン、クルクミン、カテキンなどがあり効能は様々。日常的に野菜や果物から摂取している以外にも、サプリメントとして簡単に摂取できるようになっています。

私たちがポリフェノールという言葉を聞いて、真っ先に思い浮かべるのは赤ワインではないでしょうか。ワイン通のテレビタレントなどが、美の秘訣として赤ワインを飲んでいる、と喧伝したことも一因にあるでしょう。

また、有名な「フレンチパラドックス」という現象もあります。相対的に見てフランス人はバターや肉類（飽和脂肪酸）の摂取量が多く、喫煙率も高いのに、なぜか心筋梗塞などの罹患率が低い。これは、フランス人が毎日のように赤ワインを飲むからで、すなわち赤ワインは身体によい、という説が流布されました。

こうして世界的に赤ワインの摂取量が増加し、自ずとポリフェノールの健康効果が注目を集めたのです。

赤ワイン（ブドウ）に含まれるポリフェノール「レスベラトロール」が、美容・若返り成分としてもてはやされ、今から4年ほど前にはテレビで「長寿遺伝子を活性化する物質」と紹介されて話題になりました。

確かに、レスベラトロールに限らずポリフェノールの健康効果は本物で、摂取によって、多様な健康効果を実感する方がいても不思議ではありません。

あくまで抗酸化物質の一つ

だからと言って、ポリフェノールへの過度な期待は禁物です。単に摂取していれば健康と美容が増進していくわけではありませんし、長寿遺伝子を活性化するという説に至っては、データ改ざんによる捏造情報だと判明しているからです。ポリフェノールの働きは「抗酸化」の一点に尽きます。全身のサビ落としに効果を発揮するが故に、肌がきれいになりもすれば、目がよくなりもするというわけです。ところが、ポリフェノールを含む食品やサプリメントと同等かそれ以上に、抗酸化力に優れた食材はいくらでもあります。

手軽に買えて毎日でも食べられるものなら、バナナ、リンゴ、ニンジン、トマト、ニンニクなどがそれで、高価なサプリメントを購入しなくても、近所のスーパーで買えるものばかりです。調べる手間を惜しまなければ、家計に優しくて、栄養価・抗酸化力ともに優れた食品はいくらでも見つけられるはずです。

「ポリフェノールたっぷりで健康にいいから赤ワインを飲む」という言い方は、もはやお酒を飲みたい人の方便にしか聞こえないと思います。

抗酸化物質は他にもたくさんある

カルテ27

コラーゲンを食べてお肌がきれいになりますか？

増え続けるコラーゲン配合商品

数年前の盛り上がりに比べれば沈静化した感があるとはいえ、コラーゲンを配合したサプリやドリンク類は続々と新商品が出ています。飲食店でも女性向けにコラーゲンが入った美肌メニューや鳥肉料理は定番となっていて、老いも若きも「肌の潤いにはコラーゲン！」と信じて疑っていません。

コラーゲンは人体には欠かせないタンパク質で、種類も働きも多様。中でもⅠ型と呼ばれるコラーゲンが皮膚、骨、腱などを、Ⅱ型と呼ばれるコラーゲンが関節の軟骨を主につくっています。そのため、Ⅱ型コラーゲンを配合する、ひざ痛解消のためのサプリもいろいろな種類が発売されています。

しかし、ここで素朴な疑問が湧いてきます。口から摂取したコラーゲンが体内で何に使われるか、自分で決められるのでしょうか？「肌になれ！」と念じると皮膚の細胞を形成するのでしょうか？　冷静に考えれば、そんなことはあり得ないと誰にでもわかります。Ⅰ型コラーゲンは皮膚に多く存在していますが、口から摂取して必ずしも皮膚に届くわけではなく、骨の材料になるかもしれない。あるいは単にタンパク質として合成されて、髪の毛やツメになっているかもしれません。

それはⅡ型コラーゲンでも同じです。確かに、軟骨の材料になるとは言えますが、あくまで体内での話。口から入ったコラーゲンがどこで、どのように吸収されるかはわかりません。そもそも、軟骨の中には血管が通っていないので、血液と一緒に運ばれてひざに届くとも言いづらい。疼痛などに効くというものについては、理由はわかりませんが、免疫学的な仕組みが考えられています。

とにかくたくさん摂取すればいいのか？

下手な鉄砲も数打ちゃ当たるではありませんが、たくさん摂取すれば少なからず肌やひざ軟骨の材料になるコラーゲンが出てくる可能性は否定できません。それでも、その確率たるや、相当低いはずです。何の材料にもならず、分解されて体外に排出されてしまう分も考慮に入れる必要があります。

同じことがヒアルロン酸やコンドロイチンを配合したサプリについても言えます。効果を期待する部位に必ず届くとは望めないもの、たとえばコンドロイチンですが、飲用してひざ痛が改善された場合、軟骨が再生されたのではなく、コンドロイチンが痛み物質を吸着して除去したということが考えられます。

これが肌に塗ったり、注射したりするのであれば、口から摂るよりもはるかに直接的な効果が期待できます。ヒアルロン酸は保湿効果が高いので、肌に塗るとてきめんにしっとりします。それでも、肌のシワも、軟骨のすり減りも老化現象。できる範囲で対応していくほかないでしょう。

摂取した栄養成分の行き先は特定できない

カルテ28

酵素剤や酵素飲料はどうして万病に効くのですか？

じつは酵素は外から補えない

人間の体内には約3000種類の酵素が存在していると言われています。酵素は私たちの身体で様々な役割を果たしていますが、これは、炭水化物やタンパク質など食べ物を消化する「消化酵素」と、遺伝子、代謝、自然治癒力などと関係する「代謝酵素」の2種類に大別できます。

消化酵素も代謝酵素も生命活動を支えるためには不可欠な存在であり、酵素が活発に働くことで、私たちの健康は維持されているのです。

今回の質問のような「万病に効く」酵素剤や食品が存在するのかと言えば、残念ながら答えは「ノー」です。代謝酵素の働きが重要かつ多岐にわたるため、いかにも酵素は万能選手のように思われていますが、そもそも、こうした人間に備えつけの酵素は外から補えず、体内で合成するほかありません。

そして、酵素はタンパク質の一種ですから、食べ物から摂取しようとしても、結局は強力な胃酸で失活してしまいます。消化を助けるために酵素を外から摂取するのであれば、胃酸に負けない工夫がされている市販の酵素剤を飲んだ方が効果的であると言えます。また、代謝酵素について言えば、そのまま吸収されると異種のタンパク質として認識され、抗体反応を起こしてしまうはずです。代謝酵素は外から摂れるものではなく、体内でつくられるものなのです。

✚酵素食品は発酵食品

こうした事実にもかかわらず、酵素という単語は商品名としてひとり歩きしています。手づくり酵素ジュースは根強く支持されていますし、何十種類もの素材からつくられた市販の酵素食品・飲料は、健康食品の定番とされています。そして、こうした健康食品の効果を、みんな「酵素」のおかげと思い込んでいます。

しかし、こうした食品は、名前に酵素と入っていながらも酵素そのものが働くわけではありません。たとえば、某大手メーカーの「○○酵素」という商品は野菜、果物、砂糖などの材料を漬け込んで発酵・熟成させて出来上がります。ですから、単なる発酵食品としては有意義ですし、各種ビタミンや栄養素を摂取できるとは言えるでしょう。

一方、体内に存在する「本物の酵素」をしっかり働かせる方法はじつにシンプルで、身体を冷やさないことに尽きます。酵素は私たちの深部体温が38～40℃で最も活性化するので、冷えが大敵なのです。

つまり、本来なら健康食品やサプリメントに頼る必要は一切ありません。冷え性にならない工夫をして平熱を維持すれば、体内の酵素は自ずとよい状態で活動し、私たちの健康が十分に保てるのです。冷え取りに特別なお金はかかりません。

「酵素」の意味をきちんと理解した上で上手に付き合うべき

カルテ29

健康を維持したいのですが水素水ってどうなんですか？

抗酸化作用があることは事実

最近になって「水素」が持つ、様々な健康・美容効果に注目が集まっています。生活習慣病の予防、アンチエイジング、ダイエットなどに幅広く水素が活用され、手軽に摂取できる水素水を飲用する人が増えてきました。

パウチやペットボトルに詰められた飲み切りタイプや、水素を発生させる器具に専用ウォーターサーバーなど、水素水を入手する方法はいくつかあります。じつは私も、普段から水素水を飲用しています。

水素が身体によいと言われている根拠は、活性酸素を除去する働きにあります。分子サイズがきわめて小さく、身体の隅々にまで入り込める水素は、悪玉活性酸素にくっついて体外への排出を助けます。他にも、脂質の代謝が向上したり、体内の炎症を抑えたりする効果があるとされているので、水素水の飲用はまさによいことずくめと感じられるはずでしょう。こうした水素水の効能は各種メディアでもたびたび取り上げられて、一部では万病に効くかのように喧伝されることもありますが、さすがにそれは持ち上げすぎ。そもそも、水素に活性酸素を除去する効果があることは、試験レベルでは事実であっても、人間に効いたというデータはこれまでのところ出ていません。私が水素水を飲用しているのは、水素と活性酸素のメカニズムを考えれば、長い目で見て身体によいだろうと思っているから。即時的に体調を改善しようとして飲んでいるわけではないのです。

経済的な負担を考慮すべき

一部の患者にも、私の考え方を理解した上で水素水を飲んでもらっています。ただし、水素水は決して安価でないのも事実。長期の飲用を続けることでしかるべき効果が出るものだと思いますので、データの裏づけがないことと同時に、経済的な負担を考慮した上で試すのがよいでしょう。

加えて、水素水の飲用前に気をつけたいのが水素の含有濃度です。水素は軽く、小さな元素ですので、あっという間に気化してしまいます。なるべく高濃度のものを選びつつ、表示濃度の通り摂取できるわけではないと思っていてください。

また、一部の商品では「ガンに効く」と謳っているものもありますし、私の所にいらっしゃるガン患者で水素水を飲んでみたいとおっしゃる方もいます。しかし、残念ながらそういったエビデンスはもちろんありません。悪玉活性酸素の有害性がわかっていて、除去による波及効果を期待するのであれば、水素水の飲用は悪くない選択肢の一つくらいに思っておくべきですし、副作用のリスクがないことも安心な点です。

ちなみに、私だけでなく、患者に聞いてみても、水素水への感想は「何となくよく感じる」程度であることも付記しておきます。

人間に効いたデータはないが抗酸化力は期待できる

カルテ30

マカを飲めば ずっと「現役」でいられますか？

精力剤のほとんどはプラセボ

中高年の男性向け週刊誌を中心に、「いくつになっても現役生活を満喫しよう」とか「生涯現役でいよう」といった特集がさかんに組まれています。性生活を何歳まで続けるかを考えることは、男女ともに避けて通れないことでしょう。セックスの健康効果についても議論されていますが（53ページ参照）、ある程度の年齢を超えて精力の衰えを感じる男性は少なくないはずです。

勃起不全とまではいかないので薬に頼りたくないけど、元気を取り戻したい。そんなときに気軽に手に取れるのが、いわゆる精力増強剤で、スッポン、マムシ、マカといったあたりが代表格だと思います。主成分を補強する他の成分を配合して、サプリメントやエキスの形で様々なメーカーから発売されています。

精力が増強される根拠としては、主に血流量を増やす、ホルモンバランスを整える、などが挙げられていると思います。そこでやはり疑問になるのが、たとえ全身の血流量がアップしたとしても、男性器に送られる血液の増加と直結するのか、ということです。ホルモンにしても、男性ホルモンの生産が促されなければなりませんので、それならば牡蠣をたくさん食べた方がよほど効率がよいと思います。そのため、残念ながら精力増強剤の類は、結局のところプラセボ効果に近いものだと考えざるを得ません。

イメージが先行しているだけ

先ほど挙げた「スッポン、マムシ、マカを摂ると精力が増強する」という説には、多分にそれらの材料の背景にあるイメージが強く影響しているのでしょう。咥《くわ》えた獲物を離さないスッポン、力強い印象を持つ毒ヘビのマムシ、南米アンデスの荒涼とした大地でも力強く育つマカ……こういう「物語」が精力増強と結びついたのではないか、というのが私の見立てです。

ただ、精力増強剤にはアルギニンなどのアミノ酸が含まれることが多いので、血流アップに影響を及ぼす可能性がゼロとは言い切れないかもしれません。しかし、セックスの直前にグイッと1本飲んだところでそれが何になるのでしょうか。

男女ともに、年を追って性的な機能が衰えていくのは仕方のないこと。そこに一喜一憂して精力増強剤に頼りたい気持ちはわかりますが、何歳までセックスをしたいかなど、きちんとした見識を持つことも大事と言えます。

一方で、セックス・ミネラルと呼ばれる亜鉛の効果は医学的にも認められています。やはり牡蠣が群を抜いているとはいえ、赤身の牛肉、豚レバー、うなぎなども豊富に含有しているので、こうした食材をバランスよく食べることこそ、精力を含め、全身の活力向上につながると思ってください。

男なら精力剤よりも牡蠣を食べるべし

Chapter 4

ダイエットで身体を壊さないためのカルテ5

カルテ31

おかゆばかり食べていれば手軽にやせられますか？

理に適った方法ではある

おかゆダイエットは、いつもの主食をおかゆにすることで、するするやせると話題になりました。一日に何度もおかゆを食べてOKなので満腹感も得られるとよく言います。

このダイエット法の理論は、普通のご飯を水分でカサ増ししたおかゆに置き換えることで、相対的に炭水化物の量を減らしつつ、おかずの量も減らせて全体のカロリーを抑える、というものでした。

糖質とカロリー、どちらの摂取量も抑えられるので、一見理に適っているように思えます。実際にダイエット効果も高い方法ではあるのでしょう。

それでも、いくつか気をつけるべきポイントがあります。

その一つは、たとえおかゆであっても、たくさん食べてしまえば普通に炊いたご飯と変わらないということ。おかゆで満腹感を得るには、それなりの量を食べなくてはなりません。

さらに、一日に何度食べてもいいという特徴も注意です。何度も食べていると、吸収速度に関係なく炭水化物が体内に留まる時間が長くなり、血糖値の高い時間が続くことにもなります。つまり、ダラダラ食べるのが肥満の原因になることと同じ理屈なわけです。

また、柔らかく煮たおかゆは病人食のイメージもあって、いかにも消化しやすそうですが、ここも一つの落とし穴で、柔らかくて咀嚼しやすいことと、消化しやすいことは別物です。

おかゆはさらさらと食べられてしまうため、どうしても咀嚼の回数が減ってしまいます。せっかく咀嚼しやすくなっているのに、人によってはご飯とあまり変わらなくなってしまう、つまりたくさん食べたおかゆが胃腸の負担になる、という可能性も考えられます。

栄養不足にならないように注意！

そして、おかずの量を減らしておかゆばかり食べることは、ダイエットにはなっても栄養不足になることは否めません。白米だけでは、必要なビタミンやミネラルを摂取することができないからです。

おかゆダイエットに取り組む場合は、以上のポイントに気をつけて行ってください。白米を減らして肉類や卵などの摂取量を増やす糖質制限系のダイエットに比べてヘルシーですし、日本人には合った方法だと思います。野菜の摂取量を多くしておかゆを食べていれば、比較的上手にダイエットできることでしょう。

たとえおかゆでも、たくさん食べたらやせはしない

カルテ32

呼吸を変えるダイエットでどこまでやせられますか？

呼吸でやせるなら初めから太りはしない

ロングブレス、胸式呼吸、ドローイン、丹田呼吸……呼び名や細かな違いはあれど、意識的に繰り返し行う深呼吸には、ダイエット効果があると言われています。特にロングブレスは、有名俳優が広めたこともあって一大ブームになりました し、呼吸法が大々的に認知されるきっかけにもなりました。

こうした呼吸法に痩身効果があるとするロジックには、2つの柱があります。その一つは、意識的に深い呼吸を繰り返すことで、筋肉を使うために代謝が上がること。もう一つは、酸素をより多く取り込むことで、脂肪の燃焼と体内の老廃物除去を促進すること。そのためにやせやすい身体になる、という理屈です。

私たちが食べた物は、体内でタンパク質、脂肪、糖に分解されて、最終的には水と二酸化炭素として体外に排出されます。これがいわゆる代謝です。この過程で、呼吸数や心拍数が上がれば、代謝が多少促進されることはあるでしょう。

しかし、短期間でやせるほど、脂肪や糖の分解を促進させる呼吸があり得るでしょうか？　現実的にはほぼ不可能でしょう。呼吸にそこまで代謝を上げる機能があるのなら、人間はもっと上手に呼吸をコントロールしているはずで、メタボに悩む必要なんてまるでありません。また、大変な思いをしてジョギングなどの有酸素運動を行う必要もなくなるはずです。呼吸法で1カ月で5kgもやせたという人の場合は、食事制限や運動など、やせるために他に行っていたことがあるはずです。本当に呼吸法だけでダイエットできたというのであれば、不可能に近い呼吸数をこなしたことになるはず。

意識的な深呼吸自体は大切

こう主張すると、呼吸法を推進している人たちはインナーマッスルを鍛えたから体温が上がって代謝が促進されたのだ、と反論するでしょう。しかし、インナーマッスルだから、より体温が上がるということはあり得ません。深層部の筋肉、表層部の筋肉に関係なく、筋肉は筋肉。鍛えたことによる効果は同一です。

ただし、長期的に見れば意識的に深い呼吸を行うことには意味があります。現代人は呼吸が浅くなっていて、その弊害も指摘されています。それでもダイエット法として考えた場合、きわめて効率が悪いのは事実です。とにかく、呼吸でやせるほどカロリーを消費しようというのが、結局は無理な話と思ってください。

もし、やせたいと考えているなら、まずは身体の冷えを取ること。体温が上がれば自然と代謝も上がって、食べ物の分解もスムーズに行われるようになります。やせやすく、太りにくい体質にしたいのならば、生活習慣を一度見直してみましょう。体重を増やしている原因が必ずどこかにあるはずです。

わざわざ効率の悪いダイエット法を選ぶ必要はない

カルテ33

「〇〇食べるだけダイエット」って本当に効果がありますか？

単品ダイエットはお勧めしない

「〇〇食べるだけダイエット」というのは、いわゆる単品ダイエットのことで、過去に、それこそ無数の方法が健康雑誌を中心に提案されてきました。

この数年でブームになったところでは、「朝バナナ」「食前キャベツ」「寒天」などが挙げられます。どれも経済的な負担にならない食材ばかりで、かつ普通の食事を続けてよい気軽さも手伝って、みんなが飛びついたのだと思います。

私は、こうした単品ダイエットには否定的で、患者に勧めることはありません。それにはいくつか理由がありますが、いちばん問題だと思っているのは、どの方法にせよ一生続けることができない点です。

短期的に見れば、単品ダイエットでやせることができるでしょう。食事の前に、こうした食品で満腹感を得られれば、カロリーや糖質の総量を下げることは可能です。しかし、その食材に飽きた時点で、ダイエットは継続できません。

長期間続けられないということは、そもそも、その方法に無理があるから続かないわけです。単品ダイエットを止めた途端にまた太ってしまう、リバウンドの確率が高いこともこの方法の問題として指摘されています。

このリバウンド、甘く見るのはとても危険です。リバウンド前よりも内臓脂肪がつきやすい体質になりますし、様々な病気の温床にもなり得るからです。

理想の体型を何年維持したいのか

そもそも、バナナにしろキャベツにしろ、その食材でなければならない理由はありません。確かに、バナナはGＩ値（血糖値の度合い）が低く腹持ちがいい。キャベツや寒天は食物繊維が豊富で、その働きで糖質や脂質の吸収が抑えられる。こういったことでダイエットに向いている食品だと考えられたのでしょう。

しかし、ここにも問題は潜んでいます。腹持ちがいいということは、それだけゆっくり吸収されるので、高血糖の状態が長く続くということ。食物繊維で腸管の通過時間が早まるということは、糖質や脂質だけでなく、必要なビタミンやミネラルも十分に吸収される前に排出されてしまう、ということでもあります。

ダイエットをする人には、どんな方法でも「やせれば正義」なのかもしれません。しかし、私たちの健康を考えれば、やせれば何をやってもいいということではないのです。ダイエットのためのメリットが、健康のためのデメリットであるケースはいくらでもあります。

果たして、やせたい人は、その理想とする体型を何年維持したいのでしょう。5年でしょうか？　10年でしょうか？　あるいは一生でしょうか？　安易な気持ちで単品ダイエットを始める前に、ご自分の身体や健康についてを大きな時間軸の中で捉え、ぜひ見つめ直してください。

一生続けられないのであればお止めなさい

カルテ34

ゴボウ茶や白湯を飲んでやせるのはなぜですか？

白湯とはいえ適量を守るべき

インド医学のアーユルヴェーダでは「白湯《さゆ》」を飲むことが健康によいとされています。身体の毒出し効果があり、自然とダイエットできると言われてきました。実際に白湯を飲むことによる、これらの効果を全面に押し出した書籍は、何冊も発売されています。かく言う私も、毎朝コップ一杯の白湯を飲んでいる一人です。一日の始まりに白湯を飲むことで、お腹が動き出して身体が温まる。全身を目覚めさせるための準備運動のような気持ちで続けている習慣の一つです。

白湯飲みダイエットと聞くと、まるで単品ダイエットのように聞こえますが、内容はまったく別物。お湯で身体を温めて代謝を上げる手助けをしているので、どちらかと言えば、前のページで取り上げた呼吸法の理屈に近いものです。

呼吸によって間接的に身体を温めるのと違い、白湯を飲めば直接に身体の内部を温めることができます。身体が温まって代謝が上がれば、やせやすい体質に変わっていきますので、ダイエット効果も期待できるはずです。

これに対して、白湯を飲んでばかりいると自分で熱を出さなくなると言う専門家もいますが、極端な量を飲むわけではありません。身体に熱をつくらせるためと称して冷えた物を飲んだり、冷水を浴びたりするよりは、はるかに代謝を上げる効果があります。

さらに白湯を飲んでいれば自然と尿の量が増えていくので、その分、溜まった老廃物（毒素）を腎臓から排出することにもつながります。

ただし、毒素を排出できる尿の量は決まっていて、1日1・5ℓまで。それ以上の尿が出ても、ただ水分が出ているだけと思ってください。とはいえ、尿路結石などに悩む人が、水分の排泄を促すことにより、尿道に結石を析出させにくくする程度の効果は期待できるでしょう。

白湯も含めて、水をできるだけたくさん飲むことが健康によい、という風潮もありますが、これも考えものです。水分を摂りすぎてしまえば身体がむくみますし、むくみは身体を冷やします。白湯以外の水分も合わせて、1日の適量は1～1・5ℓです。よく言われる2ℓという数字には根拠がありませんので、注意しましょう。

ゴボウ茶のイヌリンの効果

白湯と同じように、毒出しとダイエットの効果で一世を風靡したのが「ゴボウ茶」でしょう。テレビで有名になった医師のアンチエイジングの秘訣として大変話題になったことも記憶に新しいと思います。

手づくりして愛飲している方も多いようですし、既製品も様々なメーカーから発売されています。もはや定番になった感があり、それだけ効果を実感している人がいる、ということの裏返しなのかもしれません。

ゴボウ茶に関しても、身体を温めて代謝を上げるという効果は、白湯と同じです。異なるのは、ゴボウに含まれる栄養分がお湯に溶け出しているということ。豊富な食物繊維に加え、イヌリン、サポニンという成分が多く含まれています。

イヌリンには糖の吸収を抑える効果があるので、食前に飲めば自ずと糖質制限にもなるでしょう。糖尿病を改善する成分としても期待されています。

ポリフェノールの一種であるサポニンには、血中のコレステロールを分解する働きがあるため、体内の脂質を減らす効果があります。過酸化脂質を抑える効果もあり、抗酸化作用もあると考えられます。

ただし、サポニンについてはしっかり検証されていない部分があり、お茶にしてしまうと、成分がうまく抽出されない可能性があるのも事実。また、サポニンを摂取しすぎると、悪玉だけでなく、善玉コレステロールまで減らしてしまう恐れがあります。さらには下痢もしやすくなるので注意が必要です。

ゴボウ茶だからと盲信してガブ飲みすべきではありませんし、ゴボウそのものを食べた方が有効成分を余さず摂取できるかもしれません。

「有名医師が勧めているから」ではなく、「自分に合っている方法かどうか」を基準にして、上手につき合ってください。ゆっくりと体重を落としたい場合であれば、ゴボウ茶の飲用はお勧めできます。白湯にしても、ゴボウ茶にしても、普段の食事を三食そのまま続けられるという点では、単品ダイエット以上に手軽で魅力的。栄養が偏ったり、不足したりする心配もありません。

特に白湯であれば、味に飽きる心配はありませんので、根気次第で一生続けることができます。シンプルでどなたにも提案できる健康法、ダイエット法です。

そして、しつこく言いますが、白湯やゴボウ茶を飲んでいるからと言って、好きな物を好きなだけ食べていては、何の意味もありません。

ダイエットというのは、やせることが目的ではありますが、その過程を通して、自分の食事と生活習慣を見直していくことも大切だからです。

ダイエットになっても、過ぎたるは及ばざるが如しと心得よう

カルテ35

食べる順番を変えるだけでダイエットになりますか？

食べる順番は会席料理と同じ

「食べる順番ダイエット」は、もともと糖尿病を改善するための食事療法として考案されました。最近では病気や肥満に悩む人以外にも広く浸透中で、食事による血糖値の急上昇を抑えるという目的はあまり意識されず、単に身体によい食事方法と見なされているように見受けられます。

この方法のメリットは、最初に野菜で食物繊維を摂取するため糖質・脂質の吸収を抑えられ、同時にある程度お腹も満たしておけるということ。結果的に肉や魚などのおかずと、白米や麺類などの炭水化物の摂取量を減らせます。

タブーの食材もなく、面倒なカロリー計算も不要。それまでは、まず野菜のみ食べるなどから「ばっか食《ぐ》い」と言われていた食べ方でしたが、栄養バランスを保ちながら手軽に食事量をコントロールできるため、一気に市民権を得ました。

ところで、「食べる順番ダイエット」の食べる順番、どこかで見覚えがありませんか？　温泉旅行の晩御飯、と言えばひざを打っていただけるでしょう。

さらに言うと、これは、先付から始まって食事（ご飯、味噌汁、香の物）で終わる会席料理の順番と同じなのです。会席料理は日本料理の正統な形式ですから、日本人は、ずっと昔から勝手に「食べる順番ダイエット」を行っていたというわけです。ですので、この順番が日本人の身体に合わないわけがありません。

日本人の特質に合った食事法

日本人は、他国の人と比べて腸が長く、インスリンが出にくい体質の民族です。だから、その分糖尿病になりやすい。こうした特質を踏まえて、私も必要な場合は食べる順番を変えるよう、患者に提案しています。「どうしても甘い物が食べたくなったら、先に食物繊維を摂ってください」と言うだけでも、カロリー制限・糖質制限と比べて当人の気持ちは楽になるはずですから。

食べる順番ダイエットでは、主食となる炭水化物の量を減らすとはいえ、少量でもバランスよく食べることを推奨しています。ここが、食べる順番ダイエットと糖質制限食が似ているようで、異なるところです。

糖質を制限すれば、短期的にダイエットすることはとても容易なこと。しかし、糖質制限を長期間行った場合の危険性というのは、現在、誰にもわかっていません。

じつは食べる順番ダイエットは、そのリスクを心配せずにやせることを目的として考案された方法でもあります。

私は糖質制限については懐疑的で、一生続けられる食事療法だとは到底思っていません。一方食べる順番ダイエットは、日本人の身体に合った、長く続けられる方法だと思います。

食べすぎない限りは、お勧めの食事療法

Chapter 5

医療で寿命を縮めないためのカルテ7

カルテ36

ガンは手術しないで危なくないのですか？

医師の問題、患者の問題

考え方は人それぞれかもしれませんが、かかると怖い病気の筆頭は「ガン」でしょう。数十年前と比べて5年生存率の割合は上がっていても、様々な治療法が増えたとしても、やはり「死の病」という印象を拭うことはできません。

それゆえに、ガンにかかった人は、生き延びるための選択肢として、西洋医学だけでなく、サプリメントに健康食品、果ては根拠のはっきりしない治療法まで、治癒の可能性を信じて試しています。

どういったガンの治療法を選ぶかは、それこそ患者のリテラシーにもかかわりますが、それ以上に「切りたくない」「手術を受けたくない」「つらい治療はイヤだ」と患者に思わせてしまう医師側にハッキリと問題があります。

以前、比較的早期の肺ガンの患者と、セカンド・オピニオンとして話をしたときのことです。その方は治療を受けている病院で「切れば5年生存率は60％になり、放射線と化学療法を受けるだけなら5年生存率は20％まで下がる」と説明されたと言うのです。

この患者は手術を受けたくないと思っていて、私の所見では放射線と化学療法で十分に完治できるだろうという考えでした。そして改めて放射線科を受診してもらうと「手術が必要という診断は詐欺行為」とまで言われたそうです。

先ほどの数字は、前者は早期の場合の生存率、後者は進行している場合の生存率で、いかに手術が必要かを信じ込ませるために、卑怯な手段を用いたというひどい例でした。

医師の言いなりにならないために

こうした医師が存在すること自体、ウソのように思われるかもしれません。ところが、組織で働く医師は何件もの手術を行うことで、自分の実績を欲しがります。そのために本当は不要な手術でも受けるよう患者に迫るわけです。

別の例もあります。ある著名な俳優が膀胱ガンにかかったときのこと、10人の医師に治療方針について相談したそうです。すると、10人のうち9人までが手術を勧め、1人だけが放射線療法で対処できると診断しました。この俳優は放射線療法を選択した結果、見事に完治。仕事に復帰しています。

このケースで、9人の医師が手術を勧めた理由は「ガイドライン」にあります。学会の定めたガン治療のガイドラインに沿って手術をしておけば、仮に治療が成功しなくても、本人や遺族から訴えられる恐れはありません。たとえ悪意がないとしても、こうした医療界の事なかれ主義によって、無用な負担を患者に強いるという例が跡を絶たないわけです。

そこで私がいつもお伝えしているのが、ガンになったとき、自分はどうしたいのかという考えをしっかり持ちましょう、ということ。それによって、医師の治療方針も、患者自らが学ばなければいけないことも変わってくるからです。

自分に考えがなく、医師にお任せで言われる通りの治療を受けていたら、必要のないことにまで、大切な時間、お金、体力を使うことになるでしょう。医師の勧めで保険外の高額な治療を受けていた、という例は数多くあります。

患者をとんでもない危険にさらす「ガンもどき理論」

さらに、治療も何もせずガンは「放置するべき」という、ある医師が主張する説を鵜呑みにする人もいます。多くのガンがじつは「ガンもどき」だという理論で、一部の「本当の」ガン患者の間でも信じられるようになりました。

多数出ている著書にはベストセラーもありますが、私自身は非常に複雑な思いを抱いているのが正直なところです。この説を信じて一切の治療を放棄してしまった患者が亡くなった場合、一体誰が責任をとるのでしょうか。

ガンが切らずに治った、放っておいて好きなことをしていたら自然に腫瘍が縮小した、という症例は実際にあります。しかし、これは万に一つの幸運な例であって、こういう話を真に受けて、簡単な手術を断ったばかりにガンを進行させた、という例は一つや二つではありません。

先日この「ガンもどき理論」を信じて切らない選択をした患者が、当方に来院されました。怒ったり泣いたりしながら、ガンが進行していることを私に訴えるのです。この方はまだ生きたいと願っているわけですが、切らないブームに乗ってしまい、自分の命をリスクに晒してしまったのです。

ところで、本当にその医師が言うところの「ガンもどき」は存在するのでしょうか？　結局のところ、１００％の確率で、その腫瘍がガンかガンもどきか見極めることができないのに、命をかけている患者に対して、医師がそんなあやふやな理論を振りかざしていいのでしょうか。

患者の身体を第一に考えれば「ガンは切らなくていい」などとは、絶対に言えません。どうしても切らなくてもいいと言うのであれば、確実ではないという前提で切らずにすむ選択肢を提示するべきです。選択肢を用意することと、「生きたいなら放置せよ」ということとはまったく別物です。

ガン治療法の選択肢を知っておく

一方で、高齢の方の心身の負担を減らすという意味では、手術や投薬を回避して切らずに放置する、という選択は十分にあり得ます。

私の70代の義父は、一昨年の秋に胆管ガンと診断されました。彼は現役の医師ですが、静かに余生を過ごしたいという考えから一切の治療を拒否しています。幸い存命ですが、放置していてガンが消えたわけではありません。

このように余命をどう使うかを決めている人は別として、まだ若くて生きる意志のある人に対して「ガンもどき『かも』しれませんよ」と言うことのリスクは、十分検討する必要があります。患者もきちんとセカンド・オピニオンを受けて、自分でも情報を集めながら、ガンの治療法にはどんな選択肢があるのか、知識を得る必要があります。先の医師を擁護するわけではありませんが、少し前の日本のガン治療では「切らずに放置する」という選択肢自体が考えられませんでした。そんな状況でこの医師が1980年代に担当した乳ガン治療において切らないガン治療を行い、何例かの成功実績をつくったことは事実です。

この行為は、ガイドラインや縦の人間関係に縛られた医療界に対する異議申立てでした。結果として業界内では黙殺されてしまいました。反対に患者にとっては治療の選択肢を増やし、新たな価値観を提示するきっかけになったのです。

ところが、今度はその数例の成功に固執するあまり、不確かな理論で患者の命を危険に追い込むようになってしまったのです。私は、様々な思惑が錯綜する、医療業界の複雑なねじれを感じずにはいられません。

切れば治るガンなら早期に手術するに越したことはない

カルテ37

健康診断は受けないといけないのでしょうか?

健康診断より意識の改革を

健康診断を受けた方がいいか、受けなくてもいいか。これに類する質問を、私は一度ならずいただいたことがあります。他方で、国からの「検診を受けなさい」という義務化の流れもあります。

結論から言えば、健康診断受診の可否は、個々人の健康観に基づいて任意に決めることであって、義務化されるようなものではないと思っています。何でもかんでも国が患者を管理しようという構造に、私は違和感を覚えます。

特に即刻廃止すべきだと思っているのが、いわゆるメタボ健診（特定健康診査）です。

糖尿病、高血圧症、脂質異常症などの生活習慣病やその合併症を防ぐために、メタボリックシンドローム（メタボ、内臓脂肪症候群）が強く疑われる人と予備軍に対して健康診断と生活指導を行うというのが、その主な趣旨です。

今や生活習慣病は、国民医療費で約3割、国民の死亡原因で約6割を占めています。厚生労働省としては、メタボ健診の義務化に踏み切り医療費の圧縮を図りたいということなのでしょう。当然メタボになれば、内臓脂肪が多くなって代謝は低下し、脳卒中や心筋梗塞のリスクは上がります。

しかし、私たちが本当に考えなければならないのは、その前の段階です。

メタボが疑われるということは、その時点ですでに脂質や血圧に問題があるわけですから、いくら特化型の検診を行っても結局はただの二次予防。一つも「早期発見・早期予防」ではなく、義務化までする意義を見出せません。結果的に総医療費は減るどころか増え続けていて今や税収を上回る勢いです。

兎にも角にも生活習慣病の予防に必要なのは、自分の衣食住に対する意識改革のはず。それを無視してわざわざお金のかかる健診を勧めるのであれば、「医学界と製薬業界の癒着」といった無用な陰謀論がはびこるのを助長するだけです。

本当に小太りの方が健康か

一方で、「小太りの方が健康で長生きする」という説を唱える人も出てきています。確かに、脂肪細胞から分泌されるアディポサイトカインの中のアディポネクチンという物質には、体内の炎症を抑える効果があるため、糖尿病や動脈硬化を抑制すると言われています。これが小太り健康説の根拠です。

アディポサイトカインには善玉と悪玉が存在します。長年小太りの人は、両者の分泌のバランスが一定の状態で最適化されているので、意外にも生活習慣病になるリスクは低いと言えます。肥満体型だけど血液検査の結果はオールA判定、という人がまれにいるのはこのためです。

ところが、中高年になって急に太りだした人の脂肪細胞からは、アディポサイトカインの中でも「TNF－α」や「MCP－1」といった複数の悪玉物質が多く分泌されます。これは逆に体内の炎症を引き起こすため、血圧上昇や血栓、糖尿病の原因になるものです。つまり、小太りだから健康という図式は、安易に成り立ちません。

リスク管理のための健診

健康診断について様々な懐疑論が噴出する背景には、コレステロールや血圧検査の「正常値」が微妙な立場になっていることも関係しています。

たとえば、コレステロールの正常値については未決着のままです。人間ドック学会が現行の基準値を大幅に緩めた新しい数値を発表し、これに対して日本動脈硬化学会が真っ向から反論、紛糾しています。識者の中には、正常値よりも多いくらいが健康的だとする論調も見受けられました。

一定量のコレステロールは人体に不可欠で、たとえば男性・女性の両ホルモンの原料になります。加齢にともなってコレステロールが多くなるのは、ホルモンの分泌量が減る一方で、原料のコレステロールの供給が続けられるから。閉経後の女性は高コレステロールと診断されやすくなっています。そう考えると見過ごされてきた部分を是正して新しい基準が出てくるのは、必要なことかもしれません。ただし、コレステロールが多すぎれば血液の粘度が高くなるので、俗に言う「ドロドロ血液」になります。それにともない様々な症状が出てくる可能性があるので、コレステロールが多いのは健康な証拠と言い難いのは、誰でもわかるはずです。

こういったリスクが存在することは間違いありませんから、健康診断が自分の生活習慣を見直す機会になるのであれば有意義でしょう。とはいえ、私は普段、健康診断の数値を見ながら細かく指導してはいません。それでも唯一、積極的に数値を管理するべきと思っているのが、血糖値（ヘモグロビンA1c）です。

糖尿病の合併症には、失明や壊疽《えそ》による足の切断など、それまでの人生を180度変えてしまうほど深刻な症状も含まれます。糖尿病は初期のうちなら運動や食事療法で確実に改善できるわけで、これは自己管理で治す病気なのです。患者の意識次第で、恐ろしい合併症とは一切無縁でいられるのですから。

どう生きたいかを主体的に考えていますか

そもそも、健康診断の各項目に設けられた正常値の根拠とは何でしょうか。みなさん、基準値からはみ出た、出ないで一喜一憂していますが、たとえば総コレステロール値の上限である199と、それを超えた200にどんな差がありますか。

正常値とは、あくまで統計を参考にして決められた数字。90％以上には疾患が出ない範囲ではあっても、残りの数％には疾患が出る可能性がある、という意味です。

データの裏づけがあると信憑性は高まりますが、これを絶対視して些細な差に拘泥しても意味はありません。健康観を大きく持ち、よかろうが悪かろうが必要以上に数字を意識しないことが求められています。

人間の最終的な死亡率は間違いなく100％であり、どんな理由で死ぬかによってその内訳は変化します。多少暴論を承知で書けば、メタボに関連した疾病で亡くなる人が減れば、その分だけ他の死因が上がるだけのこと。コレステロールを下げることで脳卒中や心筋梗塞を患うリスクが減っても、相対的にガンで亡くなるリスクは上がるのです。

国によるメタボ健診の義務化は、私たちが「どう生きたいか、どう死にたいか」について主体的に考える機会を奪うことと同じです。多くの人にとって、自分たちの健康を測る指標が健康診断のみならば、こうした流れには抗えないはずです。しかし、人の健康の定義は十人十色で、本来は多様性があるはずなのです。

細かな数値に縛られず、自分の健康について大局観を持つべし

カルテ38

高血圧が気になるのですが、降圧剤は飲むべきですか？

高血圧によるリスクをどう考えるか

いったん降圧剤の服用を始めたら、一生手放せないのではないか。そんな不安の声をしばしば耳にします。副作用の問題などもあって、なるべく飲みたくない、という心理が働いているのでしょう。

では、100歳になってもまだ薬を飲むのですか？　と彼らに聞き返せば、きっと答えに窮してしまうはず。多くの方にとって薬を飲むのは、医師に言われたから。それ以上の理由は特にないはずです。

私は血圧の専門医です。血圧の正常値の上限である上139、下90という数字には統計上の根拠があります。この数字を超えている人とそうでない人を比べた場合に、超えている人の方が病気にかかるリスクが増える、という意味で設定された値です。このリスクを減らすには、降圧剤を飲んで血圧を下げることがいちばん手っ取り早い方法です。しかし、飲むか飲まないかの判断は、「血圧が高いことで起こる病気などのリスクをどう管理したいか」というところによるのが本筋。そのためには、医師と患者がきちんとコミュニケーションをとらなくてはなりません。その上で、初めて「病気に対するリスクを減らすために薬で血圧を下げよう」とか「このくらいの数値なら薬を飲み続ける方が身体に負担だ」といった合理的な判断に至るわけです。

医師は患者を脅かすように「血圧を下げないと脳卒中を起こします」と断定しがちです。でも、もうおわかりのように、これは正しくありません。数値を下げたとしても、病気にならないリスクはゼロではないからです。さらに患者の意向が反映されてもいません。

英米を中心に世界の医師の間で読まれている『ランセット(The Lancet)』という医学誌があります。そこに以前、こんな報告が掲載されていました。80歳以上で降圧剤を飲んでいる人とそうでない人の死亡率を見ると、飲んでいる人の方が14%高いという内容です。さらに、『ヨーロッパ心臓雑誌(European

Heart Journal)』によれば、降圧剤を飲んでいない80歳の人の場合、5年生存率がもっとも低い血圧は121〜140で、生存率がもっとも高いのが180以上だというのです。

この結果だけ見れば、高齢になって血圧を下げるのは逆効果で、高め安定がいいようにも思えます。一体これはどういうことでしょうか。

高齢者は血圧が低ければよいとは言えない

人間は立って生活していますから、その分血圧を上げて脳の血流を維持する必要があって、私たちの知る平均的な血圧になったのです。そして、一般的に高齢になると老化現象として血管は硬く細くなっていきますから、自然と血圧は上がっていくものです。

ここからは仮説を交えて書きますが、高齢になって血圧が上がるのは、そうしないと脳の血流量が不十分になるからなのではないでしょうか。先ほどの『ラセット』の記事に即せば、血圧を高くしてようやく生命維持に十分な血流が確保できているのに、数字だけで判断する医師によって血圧を下げるべきと判断されてしまう。そのため、中には、脳の血流量が減少して、死期を早める結果になった人がいるのではないかと考えられるのです。

医師と患者のコミュニケーションが必要

おそらく、こんな話をする医師は他にはいないでしょう。本来はここまで話した上で、患者と相談して決めなくてはなりません。最初に「100歳になっても薬を飲むか?」と聞いたのも、血圧が高いリスクだけでなく、下げたときのリスクも存在するからなのです。加えて、自分が残り何年、どう生きたいかにもよるからです。

40代、50代の働き盛りであっても、基本的な考え方は同じです。医師と患者がお互い話をして、高血圧によるリスクを減らしたいのであれば降圧剤を処方しますし、ときには降圧剤に似た効果を持つサプリメントを飲んでもらうこともあります。この年代では、肥満による高血圧も少なくありませんので、その場合は、まず生活指導をして、やせてもらうところからスタートしています。

とにかく、何度も言うようですが、医師の言いなりではいけません。医師は高血圧によるリスクを減らすことが先決だと思っていますから、血圧を下げない場合の選択肢を提示してくれることは、ほぼゼロでしょう。

医師と患者は主従関係ではなく、あくまで対等なパートナー。お互いが主体性を持って、患者がどう生きていきたいのかを考えていくべきです。

降圧剤を飲むか飲まないかは、あなたの生き方次第

カルテ39

予防接種はやっぱり受けた方が安心ですか？

✚命にかかわる病気の予防と考える

私たちは成長の過程で少なくない数の予防接種を受けており、赤ちゃんや子供は半ば義務のようになっている側面もあります。大人になっても、インフルエンザの予防接種を会社の福利厚生の一環で受けているような人もいることでしょう。

何の抵抗もなく予防接種を受けている人もいますし、逆に、「予防接種のワクチンはすべて危険だから」と信じて頑なに否定する人もいます。私の妻や子供たちはインフルエンザを含めて予防接種を受けていますし、私はそれがいけないとは思っていません（私自身はインフルエンザ予防接種を受けていませんが）。

予防接種を受けるか否かの一つの判断基準として、発症すると死亡や障害につながる恐れがある病気かどうか、が考えられます。

たとえば、破傷風などの予防接種は受けるべきだと思いますし、風疹など妊娠中の女性がかかると胎児にも影響を及ぼす病気については、事前にワクチンで抗体をつくっておく方がよいと思います。

一方で、以前は子供がかかる病気だったはしかや水疱瘡が、成人に増えています。これは子供の頃に予防接種を受けて抗体ができてしまい、ウイルスに感染することがなくなり、追加免疫（体内で一度つくられた免疫機能が、再び抗原に触れることで、より免疫機能を高めること）ができなくなってしまった弊害です。成人になってもウイルスに対する抗体を維持しようと思うのであれば、症状が軽くてすむ幼いうちに早くかかっておいた方がよいのです。その意味からすると、何でも予防接種をすればいいというものではありません。

すべてではないが危険なワクチンもある

予防接種などのワクチンの危険性を訴える人たちの主な論点は2つで、防腐剤と副作用についてだと思います。防腐剤については、あまり気にする必要はありませんが、入っていないものも選べるということは知っておくべきです。

ワクチンの防腐剤には「水銀」が使われています。気にしなくてもよいと書いたのは、勝手に排出される程度の微量だからですが、有毒物質であることに変わりはありません。実際に防腐剤が入っていないワクチンも多数ありますが、日本の医師は無頓着に水銀入りを使ってしまっています。

いまだに水銀入りのワクチンをこれほど使っているのは日本くらいのもの。もっと使用するワクチンの整備を進めるべきです。医師は水銀が入っていることを知っているので、患者に打っても自分には打たない人もいると思います。

続いて副作用についてですが、ワクチンによるアレルギー反応を引き起こす場合があることは、よく知られているでしょう。

つい最近では一度は義務化された子宮頸ガンのワクチンが引き起こした、副作用などの様々な問題が記憶に新しいと思います。

発熱やめまい、嘔吐などの副作用だけでなく、重篤な運動障害や全身性エリテマトーデスという難病が発症した事例まであります。さらに、因果関係は解明されていないものの、高次機能障害や死亡事故まで起こっています。

すべての予防接種を怖がる必要はないと考えていますが、子宮頸ガンのワクチンは明らかに悪。しかも国から義務化、あるいは奨励されてしまっては、国民としてはそれを信じるほかありません。この一件のせいで、その他多くの予防接種の有効性が疑われてしまったのは残念なことでしょう。

本末転倒の子宮頸ガンワクチン

その子宮頸ガンのワクチンについては、義務化した事実を含めて、私は国に対する強い憤りを覚えています。

そもそも、子宮頸ガン発病の原因の7割はヒトパピローマウイルス（HPV）感染によるもの。ワクチンはこのウイルスに対する感染予防を目的としていますが、残りの3割は別の原因ですから、100％の発病の予防はできません。

ＨＰＶの感染ルートは、ほぼ100％が性行為から。感染のリスクを抑えるためには、性行為によって子宮頸ガンにつながるウイルスをうつされる可能性があると、周知させなければならないはずです。これは当然、女性だけの問題ではありません。ウイルスの持ち主は男性であり、男女両方への教育が不可欠なのです。

この予防接種を義務化するということは、性行為で感染することを前提としています。いわば安易な性行為を黙認しているもので、まったくの本末転倒。国は、子宮頸ガンさえ防げれば不特定多数との性交渉も問題はない、Ｂ型／Ｃ型肝炎、ＨＩＶ、クラミジア、梅毒……こういった病気の感染には目をつぶるとでもいう考えだったのでしょうか。国と専門機関の倫理観を疑わざるを得ません。

一度立ち止まって、本当に必要な予防接種なのかをきちんと考えましょう

カルテ40

温熱療法はガンの治療に有効ですか？

腫瘍部位に限れば温める意味がある

人間の細胞は37〜40℃でうまく働けるように最適化されており、42℃を超えると死んでしまいます。温熱療法とはこうした細胞の性質を利用して、熱でガン細胞を弱体化させたり、焼却したりすることを目的とした治療法です。

風邪を引けば私たちの身体が熱を出して原因となるウイルスを撃退するわけですが、温熱療法はこれを人の手でガン治療に応用したものと考えればよいでしょう。特殊な装置で電磁波やラジオ波などを利用して41〜70℃くらいの熱を発生させて、体外からガン細胞に照射するわけです。

温熱療法の有効性は症例によって証明されており、放射線療法と組み合わせることで相乗効果を発揮することも知られています。

温熱療法にはガンの部位に応じて局所に加温する方法と、部位別ではなく全身を加温する方法があります。局所加温であれば健康な細胞へのダメージもそれほど恐れることなく、安全に温熱療法を受けることができます。

そのため局所に熱を加える温熱療法には賛成です。ガンは酸素を嫌うため、血流が悪く酸素が少ないと動きが活発になります。温熱で血流がアップすれば酸素が腫瘍組織に移行するため、理論上はガンが弱体化していくわけです。

全身への温熱療法は危険性大

問題は全身加温の場合です。テレビでガンの特効治療法として大きく取り上げられて話題になったのが全身加温でした。そのため、リスクを考えずに全身加温の温熱療法への期待が高まってしまいました。

全身加温の危険性は、札幌医科大学の研究チームの実験からもよくわかります。その実験ではナチュラルキラー（ＮＫ）細胞にガン細胞を食べさせる際に、41℃、39℃、37℃の3つの環境をつくりました。そこでＮＫ細胞の動きを見ると、41℃

の環境ではピタッと動きが止まってしまったのです。

一般的な温熱療法の説明を読むと、ガン細胞は一般の細胞よりも熱に弱い、と出ています。しかし、この実験からは正常な細胞も熱のダメージを受けることが判明しました。これでは抗ガン剤の作用と同じで、ガン細胞と一緒に正常な細胞もダメージを受けてしまい、結局は患者本人の身体が弱ってしまいます。

実験のＮＫ細胞は41℃になった時点でピタッと動きが止まったので、たとえ短期間でも全身加温を受けるリスクには変わりがありません。全身加温は全身麻酔の状態で行われます。これは麻酔なしではその温度に耐えられないという意味ですから、身体への負担は推して知るべし、というところでしょう。リスクを一切無視して温熱療法を礼賛する話には、近づかないようにしてください。

ガン細胞だけを選んで殺せる温熱療法はない

カルテ41

ＣＴスキャンを受け続けると
ガンになっちゃうんですか？

宇宙飛行士はガンになっていますか？

ＣＴスキャンやレントゲン検査を受けることで放射線を浴び、それがもとでガンの発生リスクが高まる。そう信じて健康診断を受けない人がいます。こうした説は、感情的には理解できても、合理性には欠けると考えています。

本当にＣＴスキャンとレントゲンによる放射線（Ｘ線）が身体に悪影響を及ぼすのであれば、全国津々浦々、大小様々な病院でここまで検査機械が普及するでしょうか。医師や検査技師も人間ですから、放射線障害につながる物騒な機械の近くにはいたくないはずです。

また、放射線は絶えず宇宙から地球に向かって降り注いでいますし、天然の放射線を発生している鉱物や土壌はいくらでもあります。放射線を天然か人工かで区別するのはナンセンスです。宇宙飛行士の例を考えてみてください。

日本人宇宙飛行士の中では若田光一さんは４回も宇宙に行き、これまでに３０

0日をゆうに超えるミッションをこなしています。宇宙飛行士といえば世界的なヒーローですし、その活動の様子は大々的に報じられています。

そんな宇宙飛行士は、地球の大気によって弱められることのない強力な宇宙放射線の中で活動しています。じつは宇宙ステーションでは、たったの1日で日本にいる場合の1年分の放射線を浴びることになるのです。しかし、どこかで彼らのガンの発症を心配して、宇宙行きを止める声を聞いたことがあるでしょうか。

病気の早期発見か？　放射線のリスクか？

先述したように日本のX線検査機器の普及率は他の先進国と比べても高く、そのせいで日本人が浴びる放射線が平均値より高いという可能性はあります。それでも、80歳、90歳を超えて長生きしている人が多い長寿国で、そういった高齢者が一度もレントゲン検査を受けていないとは考えにくいはずです。

ガンの発症原因は放射線よりも、他の要因の方がはるかに多いわけで、過剰に放射線だけを怖がる必要はないと思います。それよりも私が問題だと思うのは、安易にCTスキャンを使う医師の方です。ちょっと頭が痛いという患者に対して「念のためCTを」と検査を促す医師は決して少なくないと思います。これは自信がない医師自身の「念のため」であって、患者のためではありません。

CTスキャンやレントゲンを用いて適切に行われる健康診断は、病気の早期発見に有効です。CTやレントゲンを受けたくないというのが検診忌避の理由であれば、それはもったいない。ごく微量な放射線によるリスクを嫌がったばかりに、別の病気のリスクを背負う可能性が否定できないからです。

健康診断を受けるかどうかは個人の自由であるべきですが、どちらのリスクもきちんと天秤にかけてください。

CTスキャンの放射線量で、ガンになるとはとても思えない

カルテ42

薬との上手なつき合い方ってあるんですか?

医師も患者も、もっと勉強すべき

以前、私を訪ねていらっしゃった患者の話です。その方は自然派志向の医師の言葉を鵜呑みにして「ステロイド薬は悪」と決めつけて疑っていませんでした。ところが、お話をうかがった後で、ステロイドの副作用にはどんなものがありますか？　と聞くと一切答えられないのです。

これは医師、患者の双方にそれぞれ責任があります。その患者が副作用について答えられなかったということは、問題の医師はステロイドがなぜ悪いのか、きちんとした理由を説明していなかったはず。曖昧で根拠のない情報を自分の患者に伝えていたのです。

一方、患者はステロイドについての情報を自ら集めることもなく、おうむ返しのようにステロイドは悪いと繰り返すだけ。自分がなぜステロイドを使いたくないのかさえわかっていないのです。彼らにかけるべき言葉は「もっと勉強しましょう」の一言だけです。

私は患者たちに対して、もっと主体性を持つよう繰り返し伝えています。なぜなら病気になっているのも、薬を飲んでいるのも、自分自身なのです。なぜ、どうして、と医師にたずねてください。「自分はこうありたい」という思いを持って、その理想の姿に近づけるように、手に入れた情報を取捨選択できるようになってほしいのです。

「原因」をとことん考える

さらに、私は患者に、なぜ自分が病気になったと思うか、必ず説明してもらいます。当然、「わからない」と言われることも多いです。でも、病気になった理由はその人にしかわかりません。その理由がわからなければ、病気は必ず再発します。自分の身体ですから、病気になる原因は結局のところ自分がつくっています。逆に言えば、どこかに必ず原因があるので、それを取り除けば快方に向かうはずです。

たとえば、ステロイド薬が必要になる病気というのは、ストレスが関係していると思います。ストレスを和らげるホルモンを出しているのが副腎で、そのホルモンが足りなくなった結果、外からステロイド（副腎皮質ホルモン）で補う必要に迫られたと考えられるからです。一種の副腎不全です。

これが病気の理由を考えるということ。もちろん、もっと漠然としていて構いませんし、自分で思いつかないなら、遠慮せず医師に聞いてみてください。病気というのは、自分の身体でどんなことが起こっているか教えてくれるサインです。

先日いらした胃ガンの患者は、処方せん用紙3枚にもわたる大量の薬を服用していました。中にはガンとは関連のないアレルギー薬もあって、理由を聞くと「いっとき鼻水が出ていたから」と言いました。もう出ていないのに何で止めないのかと聞いても「飲んでいた方がいいと言われたから」と語っていました。循環器系の薬もたくさん出されていて、これだけ飲めばどれかは効くでしょうね、と私も呆れかえってしまったほどです。こういった例は枚挙に暇がなく、病院を2カ所も3カ所も回っていたある患者は、別々の病院で処方された同じ胃薬を、重複していることも知らずにおとなしく飲んでいました。医師にしても、患者が他の病院に通っているかどうか、確認することすらしないのでしょう。

身体に対して無責任でいれば病気になるだけ

本来、薬は外科手術後に薬の作用を補わねば生命を維持できない場合を除き、恒久的に服用するものではありません。一時的に足りない部分を補って、身体が本来の力を取り戻せるようにサポートするためのものです。だから、体調が戻ってくれれば薬を止めていいのです。しかし、それだと医師は不安になり、薬を止めて患者が治らなかったら自分のせいになると思ってしまう。患者は患者で、効能もわからない薬でも止めたら不安だと飲み続ける……。本当に不思議です。患者は医師の言う通りに薬を飲んでおけばいいと思っているのでしょうが、それは自分の身体に対する責任を放棄しているのと同じです。

そういう人の身体は反乱を起こします。そして、重篤な病気のサインをも見逃してしまう可能性が高くなります。

そうならないためには、自分の身体に無関心にならず、主体性と責任を持つことが大切です。自分がどうして病気になったのか、治すには何が必要なのか、自分で自分を診察するような気持ちで考えてみてください。

それによって、医師に頼るのか、薬を飲むのか、代替医療を受けるのか、様々な選択肢が見えてくるはずです。病気を治す道も自然と開けることでしょう。

なぜ病気になったのか？　なぜその薬が必要なのか？　をまずはしっかり考えよう

エピローグ

みなさんは、「人生のビジョン」をお持ちですか？　ここで言うビジョンとは、幼い頃に憧れた「なりたいもの」ではなく、「あと何年生きたいか」「どんな病気が怖いか」「どこで死にたいか」「そのための金銭の備えはあるか」……そんな、もっと現実的で生々しいビジョンのことです。

私がこの本を通して必要性を提案してきた、健康でいるための「主体的な行動」や患者としての「リテラシー」は、みなさんがそれぞれ描く「人生のビジョン」に即して生きるために不可欠な要素です。

しかし、安易に信じた、薬を出すだけの医師や効果のよくわからない健康法に振り回されていては、自分の思い描く通りに人生を送れません。後戻りできない地点まで来てからようやく気がついても、後悔をすることになるでしょう。

私は患者に、よく聞くＱＯＬでなく、「ＱＯＤ」という話をします。Quality

Of Deathの頭文字で、直訳すれば死の質ですが、要するに「死ぬまでの生を充実させよう、死にたいように死のう」という意味で使っています。

本編でも書きましたが、人間の致死率は100%で、誰もが絶対に生を終えて旅立ちます。生きている間は明るく、楽しく、健康で、死ぬ間際は苦しまず、悔いなく、スッと逝ける。これが人の一生としては望ましいはず。私の人生のビジョンは、最終的にはQODを高めるためにある、と言ってもいいかもしれません。

みなさんのビジョンを共有できる医師を探してください。QODを高められる健康法を見つけてください。みなさんが主体性を発揮すれば、きっとどちらにも巡り会えるはずです。これまでの盲信も鵜呑みも無責任も、ここできれいさっぱり捨ててしまいましょう。

川嶋　朗

参考文献

『ふくらはぎをもみなさい』槙 孝子（著）鬼木 豊（監修） アスコム
『足裏をもむと健康になる』大谷由紀子 ＰＨＰ研究所
『心もからだも「冷え」が万病のもと』川嶋 朗 集英社
『産後骨盤ダイエット』山田光敏 ＰＨＰ研究所
『万病に効く半身浴』壮快編集部（編） マイヘルス社
『ショック!!やっぱりあぶない電磁波』船瀬俊介 花伝社
『ねこ背は治る！』小池義孝 自由国民社
『口を閉じれば病気にならない』今井一彰（著）岡崎好秀（著） 家の光協会
『目は1分でよくなる！』今野清志 自由国民社
『40代からの心と体に効く「生涯ＳＥＸ」のすすめ』竹越昭彦 扶桑社
『睡眠障害のなぞを解く』櫻井 武 講談社
『炭水化物が人類を滅ぼす』夏井 睦 光文社
『血管が若返れば健康寿命はのびる』石井 光 幻冬舎

『日本人には塩が足りない！』村上譲顕　東洋経済新報社
『好きなものを食っても呑んでも一生太らず健康でいられる寝かせ玄米生活』荻野芳隆　マイナビ
『腸内革命』藤田紘一郎　海竜社
『食品の裏側』安部司　東洋経済新報社
『やってみました！1日1食』船瀬俊介　三五館
『「うつ」は食べ物が原因だった！』溝口徹　青春出版社
『なぜ「牛乳」は体に悪いのか』フランク・オスキー（著）弓場隆（翻訳）東洋経済新報社
『その「サラダ油」をやめれば健康寿命はのびる』単少傑　幻冬舎
『病気になるサプリ』左巻健男　幻冬舎
『医者に殺されない47の心得』近藤誠　アスコム
『薬剤師は薬を飲まない』宇田川久美子　廣済堂出版

【著者紹介】

川嶋 朗（かわしま・あきら）

1957年生まれ。東京有明医療大学教授、（一財）東洋医学研究所附属クリニック自然医療部門担当、医学博士。北海道大学医学部卒業後、東京女子医科大学入局。ハーバード大学医学部マサチューセッツ総合病院、東京女子医科大学附属青山自然医療研究所クリニック所長などを経て、2014年4月から現職。日本統合医療学会理事。西洋医学、東洋医学、相補（補完）・代替医療などの垣根を越えた「統合医療」の視点から、QOL（人生の質）を尊重し、さらにはQOD（死の質）をも見据えた、患者目線での診療姿勢で知られる。著書に『心もからだも「冷え」が万病のもと』（集英社新書）、『医者が教える人が死ぬときに後悔する34のリスト』（アスコム）ほか多数。

健康法で死なないための42のカルテ

2015年6月10日　第一刷発行

著者　川嶋 朗
発行人　出口 汪
発行所　株式会社水王舎
〒160-0023
東京都新宿区西新宿6-15-1 ラ・トゥール新宿511
電話 03-5909-8920
本文印刷　大日本印刷
カバー印刷　歩プロセス
製本　ナショナル製本
装丁　渡辺弘之
校正　斎藤章
組版・本文デザイン　アーティザンカンパニー
編集担当　田中孝行
編集協力　リバービート

落丁、乱丁本はお取り替えいたします。

ISBN978-4-86470-023-8 C0077